La muñeca del corsé de hierro

Stephanie Carolina Abdelnour Suárez

La muñeca del corsé de hierro

Una historia de cáncer, discapacidad y resiliencia

Este libro se lo dedico a Dios, a la divinidad, a Jesucristo, a la Virgen María Auxiliadora de los cristianos (no importa tu religión o creencias) Love is my religion. Me lo dedico a mí, a Stephanie la niña, la adolescente, a la adulta joven. A mi madre. Te lo dedico a ti, que me estás leyendo. Se lo dedico a todos los seres vivientes y a los que ya partieron de esta dimensión, especialmente a mi padre. A los enfermos de cáncer, a los enfermos de sida, a los enfermos de rabia, de tristeza o de culpa. Se lo dedico a la vida.

Y está especialmente dedicado a Azalia, quien una vez me motivó con la más linda nota en una cama de hospital, para luego abandonar por elección propia su batalla dejándonos el corazón roto.

"HODGKIN (enfermedad de...) (ver también: CÁNCER de los GANGLIOS [...del sistema linfático], SANGRE – LEUCOPENIA)
La enfermedad de Hodgkin es una afección cancerosa tocando esencialmente los ganglios linfáticos, así como el bazo y el hígado. Se manifiesta por una pérdida de fuerzas causada por una disminución de los glóbulos blancos. Se relaciona fuertemente con una gran culpabilidad que estoy viviendo. Tiene otras causas importantes.

- No me juzgo lo bastante bueno, la estima sobre mí está en su punto más bajo, yendo incluso hasta rechazar que me hagan cumplidos.
- Temo estar desaprobado.
- Puedo vivir un gran desanimo, una pérdida del sabor de vivir (la sangre significa la alegría), una pérdida de mis defensas (glóbulos blancos).
- Me siento en una carrera frenética; siento la necesidad de demostrar a los demás o a mí mismo que soy alguien y que puedo cumplir grandes cosas.

-   Puedo alimentar sentimientos de odio y rencor contra alguien o contra una situación. Mi gran alegría es amarme por lo que soy. Me hago confianza y voy a mi ritmo. Mi cuerpo se regenera porque me conecto con La Fuente que está en mí.

Este es un extracto de ***El gran diccionario de las dolencias y enfermedades*** del autor francés Jacques Martel, en su título original Le grand dictionnaire des malaises et des maladies. Es el diccionario más amplio sobre las causas de las dolencias y enfermedades relacionadas con los pensamientos, sentimientos y emociones. Hablamos de un manuscrito de 457 páginas.

Seas un aferrado de la ciencia y la medicina convencional, seas un escéptico, o, por el contrario, un holístico, de mente abierta, o más bien cerrada, te diré: nadie ni nada tiene la verdad absoluta, todo es relativo, pero cuando leí estas líneas luego de ser diagnosticada, no lo podía creer. Aunque no lo manifestara, aunque no lo pareciera, estuve en ese cuadro mental por muchos años de mi joven vida. Y referente a la gran culpa, a la inútil culpa, sí, me tomó diez años y un cáncer entender que no fue mi culpa, que no tenía mayor responsabilidad por lo que fue la vida y muerte de mi padre, que hice lo que pude en base a lo que sabía y tenía siendo una niña y luego adolescente.

Más curioso aún fue ver que las personas a quienes les compartí la información de sus dolencias o enfermedades se sintieron plenamente identificadas. Hay mucho que estudiar y reflexionar cuando se trata de enfermedades. Somos un todo. Un alma y un espíritu que viven en un cuerpo operado por una mente. Una mente que puede mal programarse con la información errónea y mal computarse si lo permitimos. Una mente que puede dejar de ser recta por el ego, por la sombra.

Este corto libro te contará mi historia desde mi perspectiva, por supuesto. No trata de sanaciones milagrosas alcanzadas con tomas de hierbas o solo dietas veganas como magia o rezos tántricos. Trata de trabajo. Bastante trabajo, desarrollo y paciencia, pero sobre todo de resiliencia y transformación, de soltar, de aceptar. Estas palabras se dicen y se escriben fácilmente, pero son super difíciles de vivir en el día a día. Al menos para mí lo fue. Para ti puede ser más fácil, tan fácil como desees. Y te lo deseo de corazón.

INTROSPECCIÓN

Como aquí no se trata de culpas, sino de responsabilidades, tendré que empezar responsabilizándome y diciendo que haber estado molesta me trajo más molestias, o al menos eso de «estar molesta» fue lo que mi terapeuta me dijo, y tiene lógica para mí. Él asegura que yo estaba molesta con la vida, consciente, pero más inconscientemente y en parte por eso me enfermé. Para él, todas mis Stephanies estaban molestas con la vida y por eso me salí de mi centro hasta el punto de enfermarme tan gravemente. Que fácil para otro decirlo, que difícil para mí verlo y recono cerlo, pero sí. No sé de dónde saqué que la vida me debía algo, si ya la vida misma, sea como sea, es ese algo. Este es un tema profundo y subjetivo. Te preguntarás qué de los niños con cáncer, sida o cualquier otra enfermedad, discapacidad o situación. ¿En qué momento se pudieron haber molestado con la vida también? ¿Está acaso Dios, o esa fuerza universal, enviándonos «las batallas más fuertes a los mejores soldados»?, como dicen por ahí. Pero si Dios es un padre bueno que no quiere ver a sus hijos sufrir, ¿por qué, entonces, hay tanto dolor y sufrimiento en el mundo? Claro, por eso tanta gente no cree en nada y cuestiona todo. No tengo la verdad absoluta, lo que puedo decirte es que los karmas ancestrales de cada quien, y de sus antepasados influyen, lo que hagan de sus vidas con su libre albedrio influye y, aparte, quizás, hay un guion ya escrito que va desarrollándose conectado a nuestros corazones. Quizás nos envían el script de cada escena con el apuntador, nuestra intuición. Esa que después a veces cuestionamos en efectividad porque las cosas no salieron como queríamos o esperábamos.

Contarte toda mi vida sería un poco tedioso y hasta egocéntrico, yo, yo, yo. Así que intentaré ir a los puntos de giro que definen esta historia, no tan divertida, pero que quiero compartirte para que recibas un mensaje desde otra perspectiva. Podría ayudarte. Quizás no sea la más brillante, quizás no sea un ejemplo de éxito, felicidad o iluminación, pero entre su drama y su dolor algo de empoderamiento hay. Empoderamiento que quiero compartirte. Resiliencia. Por ahí dicen que hasta que no te quiebras no sabes de qué estás hecho. Y fue mi caso. Hasta que no me quebré, literalmente, no supe mi verdadero valor y fortaleza. La vida no es justa, pero sí balanceada, también dicen.

Y es que, si no me hubiese arriesgado un poco ayer y hoy, si no hubiese recibido hoy esa respuesta que tanto temía, de esa persona que amaba o creía amar, no habría empezado a escribir estas líneas, porque sí he procrastinado tanto, generalmente cuando las circunstancias me empujan, es que doy el paso, el paso de esto, de aquello, o de lo otro. No me justificaré, pero tampoco pasaré por alto toda la rabia y el miedo que me tenía prisionera. Ni siquiera estaba consciente de eso. Muchas veces no lo somos ni sabemos los fantasmas que viven con nosotros. Solo quiero recordarte que el miedo es desamor, así que trata de que te baste con el amor de Dios y el tuyo propio, así te evitaras falsedades, ilusiones de tu ego que luego te traerán más problemas. Y a propósito de la procrastinación, también leí de mi estimada autora Louise Hay que esta no es más que otra forma de aplicar resistencia, algo en lo que yo era experta, aplicando resistencia a lo que era y queriendo controlar tanto como pudiera, especialmente de situaciones más que de gente.

LA MONTAÑA RUSA

Yo era una simple estudiante de inglés de veintisiete años en un país lejano al mío, sin muchas seguridades o estabilidad, por no decir ninguna, más que la vida misma, más que el poder caminar, respirar o reír sin problema. ¿Qué más podía necesitar? Nada. Pero yo creía que todo, porque siempre queremos más. Siempre creemos que necesitamos más, ¿no? Quizás dinero, una pareja estable, viajes, títulos, negocios o empleos, metas personales alcanzadas, en fin, cualquier cosa. Y es que, ¿qué sería la vida sin la ilusión o el impulso que nos genera el querer alcanzar estas cosas? La vida misma no nos resulta suficiente, ¿o a ti sí?

Mi país, Venezuela, estaba cada día peor, definitivamente esa opción de volver a casa no existía. Mi situación habitacional/familiar junto a la del país en sí no me sonreían como para querer volver. Así que sonaba mejor seguir en la aventura de lo desconocido, peleando con el frio de esa tierra del norte, una llamada Isla Esmeralda, Irlanda. Y seguir un año, dos y luego casi tres. Parece que sus arcoíris, lluvias, vientos, duendes y hadas alborotaron a mis fantasmas, a mis monstruos y bueno… Pasó lo inevitable. Ellos salieron quizás para hacerme ver lo equivocada que estaba, lo mal que estaba viviendo mi vida, la cual, por cierto, es prestada, la mía y la tuya. No lo olvides. Es una, es prestada y es corta. Siempre se queda corta.

Tenía varios meses, casi un año, desde junio de 2015 padeciendo fuertes dolores en mi pierna derecha, luego escalofríos. Los analgésicos eran mi único alivio, aunque progresivamente ya no hacían tanto efecto. Recuerdo una fría noche quejándome del dolor, que no me dejaba descansar la mayor parte de mis noches. Mi entonces compañero me dijo: «estás llena de dolor». Sus exactas palabras, en inglés, así como su expresión facial, resonaron en mí. Efectivamente, yo estaba llena de dolor y ya sabrás, todo tipo de dolor, el espiritual seguramente te traerá el del plano físico, el del cuerpo. Había ido a varios médicos durante este tiempo, incluso de medicina tradicional China, pero ninguno lo suficientemente acertado como para llegar al punto, así que tuve que dar un par de vueltas extras. Finalmente, para febrero de 2016 un gran ganglio inflamado en mi cuello me llevaría al gran diagnóstico. Quizás, no le di a mis malestares la importancia debida y no fui más eficiente en mi búsqueda de ayuda, pues estaba muy ocupada tratando de sobrevivir la vida que llevaba. ¡Vaya paradoja! Aunque no seré tan dura conmigo misma, pues a muchos no nos gusta ir al médico. Ya da igual.

Este desgano haría que enfrentara un difícil periodo. La verdad no saber controlar el estrés es más peligroso de lo que se cree. En febrero decidí irme del empleo que tenía, ya que habían recortado mucho mis horas de trabajo. Luego de esto conseguí dos empleos más. En cada uno estuve solo un mes, ya que mi progresiva pérdida de energía no me permitía hacer mucho. Mi última jefa fue una irlandesa muy amable, quien me comentó que años atrás sus síntomas, que eran los mismos que los míos, estaban reflejando un cáncer linfático que ella padeció. Claro que después de decirme esto, Nicola solo pudo asegurarme positivamente que lo mío no debía ser gran cosa. Y, como podrás imaginar, me fui aquel día llena de más miedo.

Por fin en mayo del 2016 me darían la gran noticia, sí, la gran noticia que haría que quisiera detener el mundo para bajarme, que apagaría la luz para hacerme encontrar en total oscuridad y ver si tenía la suficiente confianza y endereza como para encenderla de nuevo. Aquel día en el consultorio médico tuve la suerte de estar acompañada por mi entonces novio, el mismo que hoy con una sencilla respuesta me hizo doler tanto el corazón que me vi obligada a empezar a escribir la historia de La muñeca del corsé de hierro. Un joven doctor de aspecto retraído me preguntaba tras su escritorio si ya sabía lo que tenía, al empezar a explicar, en inglés, el desorden que mi sangre tenía. Sabía que sonaba todo muy mal, pero cuando mencionó la palabra cáncer seguido de un «lo siento», sentí que todo se había ido a un black out, a una cortina abajo, otra escena empezaría. ¡Vaya escena! ¡Vaya capítulo!

Quizás, la niña clamaba por un poco de atención, un poco de amor, porque ya es bien sabido que las enfermedades no son más que eso, programadas desde un plano inconsciente, pero… creo que esta vez el show se me escapó de las manos, trayendo consigo un drama de macro nivel, porque, claro, un accidente es impactante, traumático, un golpe de un momento con sus consecuencias, pero un cáncer que te traiga consigo discapacidad total y tanto dolor y sufrimiento por cierta cantidad de tiempo es como más… dramático, sostenido, singular, en verdad ni sé. Supongo que comparar las tragedias de la vida no tiene sentido alguno.

El flamante compañero del amor para el momento tuvo una brillante idea al salir del hospital: traeríamos a mi madre a Irlanda para que me acompañara durante el trance de vida, durante el proceso. Era una espectacular idea y más aún, luego de más de dos años sin verla. Así que de esta manera empezó lo que sería el capítulo del amor, la compasión y la solidaridad para la chica del magnánimo problema. ¿Quién podía superarme? ¡Nadie! Era yo en… mi peor/mejor momento. Más adelante este mismo capítulo también incluiría decepciones y lamentos, reproches, dudas y más temores, así como una inminente liberación de memorias insanas y personas ya no necesarias en mi vida.

Algo había oído, algo había leído acerca de lo mala, equivocada y satánica que era la quimioterapia y radioterapia para el tratamiento contra el cáncer, contra esa resistencia que tus células organizan en tu contra, en contra del modo en que estás viviendo, respirando, alimentándote, en contra de tu mente, de tu ego, de tu mundo de ilusión. Sin embargo, una semana después del diagnóstico y, a pesar del miedo, estaba empezando mi protocolo de medicina convencional. Se suponía que no había tiempo que perder. Después del primer PET scan, en el cual tuve que controlar mi claustrofobia al parcial encierro de la máquina, sabría que estaba en etapa 4 de 4 de Linfoma de Hodgkin, tipo esclerosis nodular. Llevaba tiempo sintiéndome muy mal. Mi semblante era gris, caminar me cansaba y subir escaleras era una proeza. Pero, finalmente, ¡BINGO! Ya sabía qué tenía.

Qué fortuna que en el hospital de Dublín todo el tratamiento era subsidiado, qué fortuna que tenía una pareja a mi lado acompañándome en el proceso y qué fortuna que mi madre llegaría desde Venezuela para estar conmigo. Pero igualmente estaba aterrorizada, aunque pretendiera estar bien. Nunca me ha gustado que me vean llorar, nunca. Así que me acostumbré a jugar el papel de la fuerte, de la Mujer Maravilla que podía con todo y más, hasta de ella me disfracé el Halloween anterior, en 2015, y es que me sentía tan identificada, tan maravilla, una maravilla de ideal… maravilla de desastre que vendría. Simplemente, maravilloso.

Una amiga un día me dijo que «tener cáncer es como que te estás pudriendo, así que necesitas envenenarte para limpiarte». Esta metáfora, por cruel o grotesca que suene, contiene algo de verdad, por no decir que mucha. Ella también me dijo que esto sería como una montaña rusa de emociones, que habría días donde me sentiría esperanzada, positiva, optimista, empoderada, y otros en los que solo iba a querer morir. Una vez más, mi acertada Sofía. Ella, al igual que mi terapeuta Gestalt, Adrián, me cachetearon con verdades hasta hacerme ir al espejo de la vida a verme. A ver mi alma llena de miedo y rabia. Ambos son judíos y no es coincidencia. Sus visiones de la vida y creencias te harían reflexionar mucho seas de la religión que seas o creas en lo que creas. Claro que te lo dice una católica, de mente abierta, como ellos. Nadie aquí es ortodoxo. El amor es nuestra verdadera religión, repito.

Para mayo de 2016 estaba sentada con la secretaria de la doctora oyendo al detalle todas las explicaciones pertinentes, así como los posibles efectos secundarios: «La anemia puede ser un efecto secundario de la quimioterapia, pero ya la tienes así que...» «¡Súper!», pensé, tenía una cosa menos de qué preocuparme. A los días estaría empezando mi tratamiento, doce quimios cada dos semanas. No había nada de qué preocuparse, la prognosis médica era muy buena en líneas generales. Pero creo que muy en el fondo el miedo no me abandonaba porque mi ser superior sabía lo que vendría. Él sabía, yo no. Primer día en la sala Day Ward del Hospital St. James, en Dublín. Grandes agujas, bolsas de medicamentos, enfermeras y médicos muy amables, personas de la tercera edad (la mayoría de la gente eran mayores), sentimientos extraños. «¿Qué estoy haciendo aquí? ¿De verdad?», mi vocecita me preguntaba. Después de un par de días era hora de la transfusión de sangre. Sí, me dieron una transfusión de sangre porque mis valores estaban muy bajos. Mi primera trasfusión de varias que vendrían.

Ver las bolsas rojas y la sangre pasando por esa manguera hacia mis venas, me hizo sentir el deseo de enviar bendiciones a aquellos donantes. Ahora tenía dentro de mi cuerpo sangre de otra gente que ni conocía. ¿Y qué más daba? Estaba viva y lista para sanar. Tres hermosas amigas me acompañaron ese día, el que titulo el día rojo, así como la boda roja en Los Juegos de Tronos. La verdad es que tuve muchos altibajos y dudas, y, en general, no fui todo lo positiva y segura que pude o debí haber sido. Sencillamente, no estaba preparada y todo me tomó por sorpresa. En algunos momentos veía y sentía la quimio como veneno, a pesar de que rápidamente me quitó los fuertes dolores y empecé a sentirme mejor. Tenía tanta información acerca de su lado negativo que estaba muy confundida, aturdida y perturbada. No sabía qué creer, sentir o pensar. No estaba alineada. Y alinearme me tomó un buen tiempo y mucho dolor. A veces tener tanta información puede embotarnos.

Les mencioné que vendría un capítulo de amor, compasión y solidaridad. Mis amigos en Irlanda, venezolanos y europeos, se organizaron para apoyarme. Hicieron una colecta entre ellos y hasta una fiesta con apoyo de mi colegio de inglés para poder comprarle el ticket a mi mamá y apoyarnos económicamente. Todo esto fue como una especie de bofetada del universo, aprender a recibir. A la mayoría nos gusta dar a los demás, nos gusta ayudar a otros para sentirnos mejor con nosotros mismos, quizás. Pero... ¿qué pasa cuando somos nosotros los que tenemos que recibir la ayuda? ¿Estás acostumbrado a recibir? ¿Te gusta? ¿Hasta qué punto? ¿Bajo qué circunstancias? Permíteme decir... si no estás acostumbrado a tener que pedir cosas, si no estás acostumbrado a recibir, si aparte eres algo o muy orgulloso, soberbio o avergonzado, o lo que sea, puede sentirse como una bofetada de la vida, para reaccionar.

¿Por qué uso esta metáfora de la bofetada? Me había estado quejando un poco sobre el dinero que tuve que gastar para renovar mi visado en Irlanda, así que cuando me di cuenta de que la cantidad de dinero que mis amigos me dieron era casi exactamente lo mismo que había gastado, no podía creerlo... ¿coincidencia? No lo creo, creo que el universo tiene muchas maneras de hablarnos para decirnos si vamos en la dirección correcta o en la equivocada, solo necesitamos descifrar las señales.

Y todo esto sin contar las sopas de pata de pollo que mis amigas habían ido a hacerme en mi casa en Dublín antes de que mi madre llegara al rescate de la niña enferma. Se los digo, creo que vi muchas telenovelas de niña y me identifiqué con el drama, sin querer queriendo, y drama del bueno, porque ahora es que esto empieza. Cuatro quimios y un PET scan; el tratamiento estaba funcionando genial. La enfermedad había reducido a buen nivel. Mamá llegaba al día siguiente, qué buena noticia para darle. Una etapa nueva empezaría. Todo al mismo tiempo. Me recién mudaba con mi novio a un espléndido campo en otro condado, tendría a mamá conmigo y estaba bajo un tratamiento médico que me haría doler las venas, me dejaría con cuatro pelos, como decimos en Venezuela, y me haría vomitar hasta el apellido, ese que a veces me pesaba de dolor y desamor (pero esa es otra historia). Para la quinta quimio estaban colocándome la PICC line, una vía fija en el brazo para pasarme el tratamiento, ya que mis venas estaban muy resentidas, colapsadas por el cóctel químico y los dolores eran insufribles.

Durante esa etapa de seis meses, de junio a noviembre, lo hicimos lo mejor que pudimos. Tratamiento convencional, un poco de reiki y acupuntura de la mano de mamá, meditaciones, paseos al bosque, una relativa buena alimentación, mucha lectura y procesamiento de videos e informaciones. Era repostera desde casa para el complejo turístico para el que trabajaba mi entonces novio, Íbamos a una que otra fiesta, boda o reunión con él y nuestros amigos… En fin, todo parecía ir bien. Estaba manejando el drama muy bien, una vez más, claro que sí. La vida continuaba. Hoponopono, Constelaciones familiares, Louise Hay, el Dr. Hammer, Bernadette Bohan, Bruce Lipton, y Christbeatcancer. com fueron solo algunas de las prácticas y gurús del tema en los que me apoyé. Todos del lado alternativo mayormente. Aunque debo señalar, no hice una dieta estricta vegana o de tipo X desde el principio. Simplemente, traté de alimentarme más sano y un poco más vegetariano. Pues según mis médicos tratantes, la dieta no tiene nada que ver y no era necesario seguir ningún tipo de dieta específica. Así que me fue más cómodo flexibilizar este aspecto y tratar de tener un balance para no ser tan infeliz. No necesitaba más rigidez de la que ya tenía conmigo misma. No fui radical en este aspecto de la alimentación.

Respecto a la parte holística y espiritual, un día empecé a meditar eficientemente sin saberlo. Me quedé fija viendo por la ventana la montaña, sola, en completo silencio, logré que mi fastidiosa mente se callara, no dijo nada y un recuerdo vergonzoso subió del sótano del subconsciente al primer piso del consciente. Sentí, así como si una burbujita había subido al exterior del agua. Una memoria de algo incómodo, sexualmente hablando, para una niña de trece años. Nada mayor. Un tío político me había sujetado por la cintura y recostado por detrás su miembro mientras yo subía desprevenida las escaleras de mi litera. Aterrada y avergonzada, como si yo hubiera hecho algo indebido, seguí subiendo hasta mi cama y pretendí que nada había pasado. Supongo que pensé que si lo contaba no me creerían. En ese momento del recuerdo pensé, «¡Wow! ¿Será que más cosas así me sucedieron que enterré en mi memoria? Ojalá todo lo que necesite saber me sea revelado». Aún sigo en esa búsqueda de depuración.

Realmente quería pretender y demostrar que lo que estaba sucediendo no era la gran cosa, pero sí lo era. Recuerdo un día que mi ex me dijo «Es que te ves tan normal que a mí a veces se me olvida por lo que estás pasando». «Mmm, interesante», pensé yo. Él, el mismo que me acompañó a casi todas las citas médicas y sesiones de quimioterapia para verme llorar como una niña me dijo aquello. Y lo de llorar en las sesiones era por dolor en los brazos, por dolor en el alma, por la mente saboteando, por el ego pataleando, por resistencia, por no aceptación, por miedo, por terror, por desesperación, por falta de confianza en los sistemas (el cósmico y el médico), por falta de paciencia… Paciencia, valiosa virtud.

Un día de agosto me animé y corrí una carrera de 5 km en Old Castle, el pueblo donde vivía con mi entonces amado. Claro que pronto no estaría corriendo ni trotando, sino caminando, jadeando, ¿y qué? Llegué, de última, pero llegué. Varios me aplaudieron. Tal como en la película 100 metros. El padre de mi ex me dijo muy dulcemente algo como, «¡Bravo, Stephanie! Esto no lo hubieses podido hacer meses atrás. Recuerdo cuando venías a casa de visita y siempre te quedabas dormida en el sofá».

Me mantuve lo más activa que pude, con el apoyo de todos los que estuvieron a mi alrededor. Fui voluntaria en un festival artístico en aquel lindo pueblo, en el que hasta terminé tocando la campana en una demostración de percusionistas de dicho festival; yo como siempre, tan improvisada y bien planificada al mismo tiempo. Fui la bruja en Halloween de 2016 para los niños en Loughcrew Megalithic Centre, el campamento que les mencioné, y hasta coordiné un paseo para estudiantes de un colegio de inglés en Dublín para tal sitio. Idas a Dublín con mi mamá y/o mi ex, para el hospital, para diligencias o simplemente para esparcirnos y vernos con amigos, paseos y demás. En fin, varias actividades de distintas índoles me permitieron mantener mi mente algo ocupada.

Para septiembre me llego la invitación de la boda de una de mis mejores amigas en Venezuela. Le dije a mi mamá que realmente quería ir y ella me apoyó. Me dijo que, si en verdad quería ir, pues que lo deseara con el corazón, y funcionó. Al comentárselo a mi compañero me dijo q sí, que iríamos. Sería un gran regalo. Para octubre teníamos los pasajes, un maravilloso regalo de parte de él. Todos dimos por sentado que recibiríamos buenas noticias en noviembre y es que, ni siquiera pensamos, ni siquiera nos acordamos que la moneda también tenía otra cara, y podía ser esa la que tocara. Sutilmente los dolores estaban volviendo y a principios de noviembre estaba ya sentada con mi oncóloga escuchando cuán preocupada estaba por el hecho de que seguía enferma. El tratamiento no había funcionado y Hodgkin estaba básicamente como al principio. ¿Cómo demonios era esto posible?

No sé si hay palabras que puedan expresar el terror que sentí, la decepción, la frustración, la tristeza, la rabia, el miedo, el frío, el frío empezaba a volverme loca poco a poco, otra vez. En ese momento ella me explicó que necesitaba una segunda línea de tratamiento más fuerte, para la cual debería hospitalizarme por varios días para cada sesión, irme y volver para cada una de la misma manera. Duraría unos tres meses aproximadamente y el proceso incluiría un trasplante de medula ósea. Toda aquella explicación resultó más de lo que podía manejar en una tarde. Al salir del hospital, ese mismo día, fui a la peluquería para cortar lo que quedaba de mi cabello al mejor estilo Halley Berry, pues los cuatro pelos ya no lucían bien como los tenía. Y al salir de la peluquería, iría a sentarme en un banquito en la calle con él. Él se había llegado ahí luego de que yo le diera la segunda noticia más nefasta del año. Así pues, estábamos los dos sentados en aquel banco de la plaza y yo llorando junto a él. La niña estaba aterrada, la adolescente, la adulta, todas, querían solo desaparecer. Esfumarnos. Sentía que me había perdido y se lo dije. No sabía cómo ni cuándo me volvería a encontrar.

Era demasiada información para mí. Si en mayo no había pensado mucho sobre hacer o no el tratamiento clínico y fui directamente por esta opción, pues esta vez sí lo hice y empecé una batalla campal, una tormenta en mi cabeza de opiniones, ideas, teorías y predicciones. Créanme, si no tienes la calma mental necesaria, cualquier situación de tribulación puede ser tan abrumadora y agotadora como para dejarte exhausto. Algunos me dieron sus puntos de vista firmemente respecto a lo que debía hacer. Otros mantuvieron posiciones más neutrales, muchos de los cuales, en verdad, sí tenían posiciones marcadas, pero no me las manifestaban, supuestamente por no llevarme la contraria y solo apoyarme en lo que dijera, ya que yo… tenía algo de mal carácter. Sí, luego con el tiempo me daría cuenta de que yo «hería más susceptibilidades» de lo que imaginaba. Que mi negativa y poca receptividad en determinados momentos hacía verme como una persona muy cerrada y testaruda. Otras personas, simplemente, de verdad no sabían qué decir o sugerir.

Es fácil juzgar, criticar y opinar, pero en verdad nadie sabe la batalla que cada quien libra. Le pedí a Dios que quería conocer gente que se hubiera sanado solo con medicina alternativa, ya que verlos por Internet no era suficiente para mí. Poco a poco, día tras día, fui llegando a los lugares y personas que me irían guiando en el camino, pero les recuerdo, eso no significó que las cosas fueran a salir como yo esperaba. No, simplemente fueron como tenían que ser, de acuerdo al proceso evolutivo que mi ser requería. Un día de noviembre estaba sentada con una amiga de un conocido que también quiso ayudarme y me presentó más sobre el lado verde, sobre el lado alternativo.

Patricia, una linda irlandesa con una bellísima historia. Ella había tomado el riesgo de no sacarse su útero con avanzado cáncer y se aventuró a la sanación holística, a la fe en Cristo y un poco de dieta vegetariana. Patricia se sanó en tan solo meses. Ella fue tan eficaz que invitó a aquella reunión a Zuzanne, una chica eslovaca con otra historia de valentía. Zuzanne había sufrido de linfoma de Hodgkin a los veinticuatro. Sanó con la primera línea del tratamiento convencional que yo había recibido, pero, desafortunadamente, a los cuatro años la enfermedad volvió mucho más agresiva. Fue cuando ella decidió no someterse a más quimios e intentar el mismo camino que su amiga Patricia había tomado. Ella también sanó milagrosamente, había decidido que sanaría su alma antes que su cuerpo y que si en ese intento se moría no le importaba. Zuzanne hablaba mucho sobre el desamor que hay detrás de cualquier enfermedad, sobre la falta de perdón que hay detrás del cáncer. Pero según yo, ya había perdonado a quienes tenía que perdonar.

Con ellas asistí a misas de sanación y reuniones. Fue muy bonito. Mientras, yo seguía dudando sobre qué hacer. ¿Debía suspender el viaje a Venezuela? ¿Debía ir para recargar mis pilas y volver al mes a Irlanda a por mi tratamiento? ¿Debía simplemente irme y aventurarme a seguir lo que el camino me fuera mostrando? Desde luego que la tercera opción era demasiado yo. Llámalo irracional, falto de inteligencia emocional, arriesgado, valiente, estúpido, ¿a quién le importa ya? Paralelo a todo esto, venía investigando el trabajo de un doctor venezolano que trataba el cáncer con medicina convencional, pero se había cambiado al lado de la medicina alternativa, una llamada Medicina de la Conciencia. Desde noviembre había empezado a leer sus libros, ver sus entrevistas, etc. Y realmente me llamó mucho la atención aquel sistema de sanación.

Para el 28 de noviembre estábamos volando a Venezuela. Definitivamente, no había otra manera de que sucedieran las cosas. Pasamos un lindo mes junto a mi familia y amigos. La boda de mi amiga, playas, el Salto Ángel, Canaima, Caracas, etc. Todo esto a pesar de la ya caótica situación que vivía el país en distintos niveles, pero ya estábamos ahí, así que era mejor disfrutar tanto como pudiéramos. María Dolores había vuelto un rato atrás, los dolores, esta vez en el pecho, no me dejaban tranquila. En verdad se acentuaron muy rápidamente. El dolor era cada vez más fuerte. Pero yo de verdad quise creer, al punto de locura de soportar los dolores lo más que podía, que estaba sanando milagrosa y holísticamente, bajo mi trabajo espiritual de fe. Y es que hubo mucha gente y factores involucrados, que yo permití, me hicieran perder mi coherencia y congruencia, todo a causa del miedo. También el hecho de ignorar que una vez iniciadas las quimios es mejor continuarlas hasta el final de la enfermedad, ya que estas vuelven más agresivo el cáncer si no ha sido completamente eliminado. Recuerdo un día que fuimos a una larga misa de sanación en Caracas y el sacerdote, un sujeto que deja mucho que pensar, se pasó por todos los presentes con su cáliz sagrado de sanación. Conmigo y con otro par de personas se quedó fijo un poco más tiempo. Al volver al altar el cura dijo: «Aquí había alguien con un cáncer, como leucemia o algo así. Ya esa persona está sanada. Ya eso se fue en el nombre de Jesús». ¡Bingo! ¡Amén! Esa persona bendecida era yo, y es que no tenía ni que ir a preguntarle nada. Estaba convencida.

EL ORIGEN

Cuando digo que no había otra manera de que sucedieran las cosas es por muchas razones que me lo han confirmado y que iré explicando a lo largo de la historia. Pero este punto de mi vida es muy importante. Así que haré un break para saltar a mi pasado. Cuando tenía dieciocho años, más de diez años atrás, pasé por un duro ciclo de cambios, digamos que como el de ahora, en cierto modo. Porque como ya sabrás, los problemas y las desgracias nunca vienen solos. El noviecito que tenía para el momento (un chico con problemas de drogas) rompió conmigo. Mi entonces mejor amiga decidió alejarse de todo y todos, yo incluida, desde luego, y, finalmente, mi padre falleció repentinamente. Todo en el mismo mes. Podrías pensar que peores tragedias han sucedido a otras personas, pero para mí, en ese momento, eran mis problemas y todo dolía bastante. Desde luego que todo pasó y fue superado, aunque no el dolor de haber perdido a mi padre sin haberme podido despedir.

Una Stephanie de padres divorciados, que aparentemente tuvo una buena infancia sin mucho problema, fue creciendo con un caparazón bastante duro y fuerte que necesitaba para protegerse del dolor. Pero la verdad es que en los pequeños detalles de la vida puede encontrarse la felicidad más auténtica, así como la tristeza más profunda. Mi padre era alcohólico y depresivo, con un gran corazón y divertidísimo sentido del humor, aunque a veces negro y satírico. Sí, es de herencia la cosa. Mi madre, un espíritu muy libre y fiestero. Comprometida con una buena educación para mí, pero no tanto con lidiar con la niñita en busca de atención. Una niña que parecía demasiado seria, madura y hasta de gran temple. Con mi padre, en cambio, estaba la gran conexión, llámalo el Edipo. Él sí que me expresaba y demostraba su amor, así que la niña se apoyó más en él, asumiendo que tenía que ayudarlo, que salvarlo del hoyo negro en el que él estaba.

No fue sino hasta ahora con todo mi proceso de depuración almática que empecé a recordar cosas que había enterrado en mi memoria. «Cuando yo muera llorarás lágrimas de sangre», «Tú no me quieres», «Voy a suicidarme, un día me encontrarán ahorcado», «¡Qué triste estoy!», etc., eran solo algunas de las cosas que papá me decía en sus momentos de tristeza y depresión cuando yo era tan solo una niña y luego, una confundida adolescente. Yo, la verdad, nunca supe qué decir o cómo reaccionar. Pero siempre estuve ahí lo mejor que pude, aunque para algunos no haya sido la mejor hija. Lo curioso es que por vergüenza, pena, miedo o ignorancia nunca le dije nada a nadie ni a mi mamá ni a nadie. Simplemente me lo callé, me lo guardé para mí.

Intenté ayudarlo de otras maneras. De pequeña, recuerdo que íbamos a las reuniones de Alcohólicos Anónimos con su entonces pareja. Jugábamos a esconderle las botellas, pero siempre las encontraba. Y si se las tirábamos se molestaba, desde luego. Ya siendo una adolescente hasta lo llevé con un vidente, a ver si lo ayudaba, ya que él insistía que estaba bajo el maleficio de mucha brujería. Yo solo quería ayudar. Pero de esto último puedes reír todo lo que quieras, yo hoy día lo hago con una nostálgica sonrisa. Todo esto y mucho más éramos nosotros. Y mucho más.

Toda la vida la familia fue… digamos, un poco difícil y peculiar, pero bueno, ¿y qué familia no lo es, no? Mi padre y cinco tíos pasaron su vida entera discutiendo por la casa donde vivían, lo único que quedó de una gran fortuna y vida de opulencia que tenían. Especialmente, luego de morir mis abuelos, ellos lo llevaron bastante mal, pero claro que hicieron lo mejor que pudieron. Cuando papa murió, el primero de sus hermanos en fallecer, la olla explotaría. Él pasó muchos años haciendo ahínco en cuán importante era que el día que él se muriera yo fuera a tomar posesión de su espacio, de su casa dentro de la gran casa. Siempre hablábamos de esto. Era algo que lo mortificaba muchísimo. Pues él conocía a su familia, mi familia, nuestra familia y sus vicios y problemas.

Varios meses luego de su partida, un buen día, mi exmadrastra y yo fuimos a hablar con mi tía, a la cual «había que pedirle permiso por respeto» para comentarle de nuestra intención de alquilar aquel espacio y beneficiarnos con la renta para mi hermana menor y yo. La negativa fue tal que decidimos dejarlo así. La madre de mi hermana decidió introducir una demanda legal y yo decidí dejar el asunto momentáneamente por la paz. Sin embargo, al poco tiempo, un día del padre en el cementerio, mientras rezaba y acomodaba las flores en su vasija, fue como si un gran espíritu mensajero había entrado en mí para decirme que debía mudarme a la casa que era de mi padre, contra todo pronóstico y obstáculo. La verdad, ya era una cuestión de honor, de cumplir su voluntad, o al menos así lo veía.

Así que investigué sobre el caso a nivel legal, me asesoré lo mejor que pude y hablé con mis tíos, quienes vivían y rentaban el otro lado de la casa, para pedirles su opinión. Claro que ellos me apoyaban. Todo un conflicto interno. El día de la mudanza sorpresa llegó y, ya que mi tía, quien vivía en la planta baja de la casa en cuestión (la de mi papá era la planta alta) no estaba de acuerdo con que yo viviera allá, tuve que llegar armada, pero no con pistola, sino con un equipo de gente que me apoyaba. Mi madre y tía materna con mis pertenencias, una jueza de paz del municipio y hasta un policía. En esa oportunidad supe de la existencia de los jueces de paz como medio de ayuda para solventar problemas en la comunidad. No tenía idea de aquello.

Prácticamente todo el día se desarrollaría como una larga escena de una terriblemente intensa telenovela, esas en las que hay una herencia de por medio y cuando alguien fallece los familiares entran en un campo de batalla creado por sus propios egos e intereses. Al poco rato de haber llegado a la casa, llegaron mis otros dos primos, quienes estaban fuera trabajando. Así que eso arrojaría un equipo conformado por mi tía paterna y sus tres hijos en contra del equipo que yo lideraba junto a mi madre, tía materna, un policía y una jueza de paz. Deliberar y llegar a un acuerdo nos tomaría todo aquel tiempo, intervención profesional, energía y mal rato.

Gracias a la jueza de paz se llegó al acuerdo de que yo podría vivir en la casa que mi padre había ocupado por más de veinte años, pero en la habitación secundaria de dicha vivienda y compartiendo la misma con un inquilino que estaría en la habitación principal y beneficiaria económicamente a mi tía paterna y sus hijos. Por supuesto que todo tiene un trasfondo, cada quien tiene sus motivos por irracionales que parezcan. Y en el caso de ellos, su alegato era que tenían menos metraje del que les correspondía, así que la ausencia de mi padre tras su muerte era la oportunidad para hacer posesión de ese espacio no delimitado. Sin embargo, durante el tiempo que yo no fui a esa casa, durante esos meses, casi un año, el lugar siempre estuvo desocupado. Lo que podría confirmar mi teoría sobre el campo de batalla creado por nuestros egos. Más que una cuestión de mera necesidad habitacional o económica por parte de ellos era un tema de conflictos familiares y orgullo. Muy apropiada para el momento donde, por cierto, se vivía una Venezuela de cambios y atropellos, de invasiones y expropiaciones. Así que, aunque el caso era diferente, se prestaría para comparaciones y señalizaciones jocosas en mi contra.

Ocho meses de un acuerdo de paz pasaron de una manera bastante estresante y decepcionante. Mis primos llevarían a cabo una especie de guerra psicológica y sabotaje para hacerme ir de la casa, pues ellos la necesitaban en su totalidad. Toda la planta alta que había ocupado mi padre debía quedar bajo su absoluto dominio. Denuncias por mi parte contra mi primo, quien ingresaba a la casa para sabotear la convivencia con los que podrían denominarse pequeños actos de vandalismo adolescente, insultos a su mejor estilo o llamadas secretas de mi prima para expresar su punto de vista sobre cuán malas personas éramos mi exmadrasta y yo. Llamada que yo escucharía sin ella notarlo. Típica escena de novela. Llamada realizada a mi hermana mayor, paterna desde luego, hermana a quien conocería sorpresivamente el día del funeral de mi padre. Siempre supimos de ella, aunque nunca nos conoceríamos en persona hasta aquel memorable día, un primero de diciembre de 2007. Y es que dicen que la realidad supera la ficción.

Los ocho meses transcurrieron con muchos altibajos. No todo era negro o blanco. Pero, sin duda, más oscuro que claro, así que por mi paz mental debía irme de ahí. Cercana la fecha en la que el acuerdo expiraría la presión aumentaba, realmente no era bienvenida en la casa para vivir y nunca lo sería para esta parte de mi familia paterna. Para tomar un té en su recibidor sí, desde luego, pero no para vivir ahí. Así que el mayor de mis tíos salió al rescate, ofreciéndome mudarme a un pequeño anexo en el otro lado de la casa que se había desocupado de su inquilino. Bueno, no pude cumplir la voluntad de mi padre a cabalidad, pero al menos seguiría haciendo valer mis derechos viviendo en la propiedad de mi linaje paterno.

Así que acepté, huyendo de aquella locura que me enfermaría de estrés, y me mudé al pequeño anexo con entrada completamente independiente que mi tío estaba cediendo para solventar el entonces problema familiar y ayudarme, desde luego. Como parte de pago que él exigía se le dio un monto de dinero por las modificaciones que él había hecho en el anexo. Así que todos estábamos en paz. Lo que luego veríamos no era más que una falsa paz, tensa calma, aunque este capítulo duraría unos cuatro años para mí. A la semana, mi madre y hermana menor, materna, estarían mudándose también conmigo, ya que paralelo a mi batalla campal, ellas libraban la suya en distintas casas de alquiler en Caracas donde no corrieron con la mejor suerte. Pues tras mi mudanza de la casa de mi tía materna, donde todos vivíamos juntos, previo a que yo partiera definitivamente a la casa de mi familia paterna, mi madre decidió seguirme los pasos y aventurarse a la búsqueda de una mejor vida. Ya era hora. El momento había llegado. Así que no había más nada que hablar, estaríamos las tres en el pequeño espacio tranquilas y felices después de haber pasado por tanto.

Sin embargo, en este periodo se acentuó lo que sería mi desbarajuste existencial, emocional y físico. A los dieciocho o diecinueve años me diagnosticarían síndrome metabólico, para lo cual seguí tratamiento de fármacos por un corto periodo de tiempo hasta decidir cambiar a la medicina alternativa y al tiempo me habrían diagnosticado una total sanación de mi problema tiroideo.

Desafortunadamente, las cosas siguieron un poco álgidas y pantanosas en la casa, ya que con el correr de los meses mi tío habría empezado a recordar que el anexo era en calidad de préstamo y no cedido, como supuestamente se había acordado, motivo por el cual los reproches y peleas familiares se reactivaron con más fuerza, haciéndome sentir para el momento como una joven - pelota de pimpón con la que ellos jugaban por sus intereses materiales: unos metros cuadrados en una casa muy muy vieja. Yo debía asumir el puesto de mi padre como heredera y única representante de él para dichos fines presenciales, pero, por supuesto, yo no era ni soy él. De una u otra forma, así transcurrieron los cuatro años. Yo jugando un malísimo papel de víctima, víctima de la vida y de las circunstancias. Ahora veo y entiendo mejor que podemos elegir más y mejor. Que la paz mental no tiene precio. Que a veces el honor y el querer cumplir la voluntad de otros puede costarnos muy caro.

Recuerdo que en algún tiempo de ese periodo tendría mi primer pequeño accidente que me colocaría en condición de lisiada fase 1. Caminando me doblé el pie, fracturándome el dedo pequeño del mismo y obligándome a usar un yeso por tres meses, tiempo en el que estuve caminando con muletas sin poder apoyar mi pierna en lo absoluto. Acorde con la intuición de mi madre, esa era una señal del universo infinito de que debía reducir la velocidad en la que vivía mi vida, pero a un nivel mental. No hablamos de que yo fuese acelerada con fiestas, alcohol, drogas o competencias, pero sí por el hecho de que quería las cosas a mi manera y en mis tiempos. Y quizás en parte… sí era así.

En el 2013 todo cambiaría y los hechos que darían pie a tomar una de las grandes decisiones de mi vida se suscitarían. Una amiga acababa de llegar a Irlanda a estudiar inglés y tenía rato vendiéndome la fabulosa idea. Desde luego que era muy buena, pues yo siempre había querido estudiar inglés en el extranjero, pero no fue sino hasta ese año cuando la oportunidad tocó a mi puerta por medio de una especie de… beca que el Gobierno venezolano estaba otorgando para estudiantes en el exterior. Realmente no era una beca, era un subsidio generado desde el control cambiario que funcionaba en el país. A mediados de año dejaría de trabajar para la productora en la que estaba con muy buena posición e ingresos. Y, finalmente, el capítulo del iPhone sucedería. El capítulo del iPhone es bien particular y hasta divertido, aunque para mí en aquel momento fue otro terrible y estresante episodio.

Una noche una amiga me pidió que dejara su celular en mi casa, pero, como ya había cerrado la puerta principal, me fue más rápido y fácil meterlo por la ventana dejándolo en la cocina. Al día siguiente el celular no estaba. Enfurecida y bajo los efectos de ciertas sustancias, mi amiga exigiría el pago de su celular armando un estrepitoso escándalo. Qué pena aquel evento. No podíamos entender cómo semejante cosa había pasado dentro de la casa. Mi tío en cuestión me dijo que seguramente alguien que pasaba por el jardín de la casa durante la noche oyó el celular sonar, se acercó y lo tomó por la ventana. Ese alguien podría ser cualquiera de los inquilinos o miembros familiares, incluso alguno de los gatos callejeros que entraban y salían de la casa; quién sabe, quizás hasta un viejo morrocoy que teníamos había ido a hurtar el costoso dispositivo.

Tras varios días de debates y de tratar de rastrear el equipo por la zona sin ningún éxito, cuando ya estaba a punto de comprarle a mi amiga un nuevo iPhone para reponer el suyo, le pedí a Dios, a la fuerza divina, que me iluminara para resolver el conflicto de la mejor manera posible. Así que recibí la información de lo que debía hacer directo de mi Ser superior. Llamé a un contacto que había hecho en la productora. Era el exjefe del CICPC, el Cuerpo de Investigaciones Científicas Penales y Criminalísticas de Venezuela. Y al día siguiente estaba poniendo la denuncia del robo resaltando que iba de parte del señor en cuestión. Lo cual, por supuesto, permitió que la denuncia fuera propiamente tomada en cuenta y ejecutada en tiempos reales y eficaces. Al día siguiente una patrulla del CICPC estaba llegando a la casa para tomar fotos de la escena del crimen e interrogar a todos los presentes. Incluso las grabaciones de las cámaras de seguridad de la casa de al lado fueron solicitadas y observadas por el equipo, aunque por la mala calidad solo se veía una sombra que pasaba por la ventana. Algo tenebroso. Por algún motivo, estos interrogatorios generaron malestar en algunos de los entrevistados: mis familiares.

Como por arte de magia, al día siguiente mi tío mayor estaba llamándome para decirme que iba saliendo y vio en la reja principal de la casa una bolsa que contenía un celular blanco dentro, que al volver del trabajo me lo entregaría porque seguramente era el teléfono de mi amiga. Así que luego de esperar toda la tarde por él, el celular estaba en mis manos. Efectivamente, era el desaparecido equipo de la discordia. Mi tío me dijo que seguramente la persona que lo tomó se asustó y prefirió devolverlo, haya sido quien haya sido.

Por supuesto que, para mí, esa fue la estocada final que necesitaba para salir de mi zona de confort. La verdad, no era solo mi deseo de estudiar inglés y de aventurar, también era huir de la locura que empezaba a empeorar en el país y de la demencia que reinaba en mi casa. Empecé, pues, mi papeleo con el agente estudiantil y para febrero del 2014 estaría volando a Dublín, capital de la Isla Esmeralda, Irlanda. Lo que desconocía es que huir no valía de nada, pues a donde fuera me llevaría mis cargas emocionales no resueltas del todo.

Recuerdo aquel día de junio del 2016 cuando mi madre llegó a Dublín, después de todo ese tiempo sin vernos. La vida nos reunía bajo unas circunstancias que no eran las mejores, pero qué importaba si estábamos juntas después de todo. Durante mi ausencia ella había adquirido muchos conocimientos holísticos y de medicina alternativa. Graduada en medicina tradicional china y casi en terapia Gestalt, estaba lista para ayudarme lo más que pudiera, pero ya les dije que no estaba acostumbrada a recibir mucha ayuda ni a ser dirigida por mi madre, así que esto no fue tan sencillo como sonaría. Aquel día de su llegada ella estaba cargada con cierta información sobre lecturas astrales y otras cosas que me habían hecho referente a mi espiritualidad y quería compartírmelas. Pero lo más impactante para mí sería su confesión que le habían sugerido tenía que hacerme para que de esta manera yo entendiera más cosas sobre nosotras y nuestra mente.

Cuando ella tenía diecinueve años había perdido su primer embarazo, proceso en el cual había tenido la oportunidad de cruzar el famoso puente de la luz blanca y regresar con todo el dolor del mundo a la vida en este plano. Había muerto y revivido. Los de la pérdida eran mellizos. ¡Bingo! Ahora entendía ese extraño y descontrolado sentimiento, ese deseo mío de haber tenido un hermano gemelo. Deseo que al crecer se convertiría en la querencia de tener mis propios mellizos. Así que esto me confirmó cuán conectados estamos a todo aquello que vino antes que nosotros. Porque todos y todo somos uno y nos conectamos en el alma del mundo, como diría Paulo Coelho en El Alquimista, o Eckhart Tolle.

DE VUELTA A LA MONTAÑA RUSA

Pocos días antes de que culminara la estancia programada en la querida, pero muy caótica Venezuela, debía sostener una conversación con mi tío. Él también había padecido cáncer en el pasado y me cuestionaba, pues, sobre mi proceso de vida y lo que ahora yo veía. Luego de esto, quería plantearle la idea de que mi madre y hermana se irían del país en los meses venideros y que nuestra intención era rentar el pequeño lugar para tener una pequeña fuente de ingresos que me ayudara en mi proceso mientras estuviera fuera del país. Sin embargo, yo no había terminado de plantear la primera parte sobre el desalojo que vendría cuando él estaba expresando de manera efusiva cuán maravilloso eso sería para la recuperación de su espacio, pues él lo necesitaba muchísimo. En ese momento entendí que no había más nada por lo cual discutir o luchar. Que no se trataba de rendirse, pero tampoco de dejar la vida pegada en una historia sin fin. Así que le dije a mi madre que se sintiera libre de irse cuando quisiera y que el anexo se le devolvería a mi tío sin ningún problema. Una vez más, estábamos dispuestas a dejarlo todo y empezar de cero.

Para los últimos días de diciembre ya había tomado mi decisión sobre cuál sería el próximo paso a seguir referente a mi tratamiento. Quedarme en Venezuela no era una opción.

Regresar al invierno de Irlanda para someterme al tratamiento más fuerte tampoco lo era, no estaba preparada. No iba a poder lidiar con eso en dicho nivel mental, emocional y espiritual. Que la atención medica era gratis y que contaba con la compañía de mi entonces novio y su familia no era suficiente para mí. En Irlanda había mucha bondad y amor a mi alrededor, pero la verdad es que aun así no era feliz. El cáncer fue la estocada final que necesitaba, que estaba esperando para moverme drásticamente. Tuve que romperme, literalmente y en todos los sentidos, para ver de qué estaba hecha y reconstruirme. Esto puede sonar duro, pero es como lo siento. La teoría ancestral oriental plantea que el hombre debe ser como el bambú, fuerte pero flexible. Flexible ante el viento, ante los cambios. Siento que me faltaba aún más flexibilidad, menos rigidez en ciertos aspectos y situaciones. Este planteamiento me recuerda también de la técnica milenaria asiática de restaurar platos, jarras y cosas rotas. Porque así te sientes, como un plato roto que ha sido restaurado, haciéndose más bello con sus nuevas grietas y colores, con nuevas cicatrices.

Para ese momento, el terror y la desconfianza eran aún mayores. No obstante, todo pareció indicar muy lúcidamente que México lindo y querido era el destino indicado. Me esperaba de brazos abiertos. Mi amiga Carolina había estado vendiéndome la idea del país norteamericano desde el 2015, pero yo no había considerado la opción, ya que estaba en mi isla verde europea creciendo y retándome a mí misma y a mis posibilidades. Sin embargo, en diciembre, cuando hablé con el doctor venezolano que les mencioné y até cabos, vi que la mejor opción sería irme a México para tratarme directamente con él, ya que él vivía ahí. Podía llegar a donde mi amiga de toda la vida y quedarme en su casa el tiempo necesario hasta que me sanara. ¿No era perfecto? Estaba segura de que tomaría unos pocos meses todo el proceso y, asimismo, estaba tan segura del amor que nos teníamos mi ex y yo, que no dudé ni un segundo que lograríamos superar la distancia el tiempo que fuese necesario con tal de que yo me sanara de la mejor manera posible.

Tanto a él como a mi familia les pareció una muy buena idea lo de tratarme en México. ¿Y quién se atrevería a llevarme la contraria? Si yo era, como ya he bromeado, un monstruo de cuatro cabezas al cual no se le podía plantear algo diferente a su pensamiento, pues escupiría fuego. Asumiré toda mi responsabilidad de la manera más jocosa posible. Mi entonces pareja no emitió siquiera el más sutil planteamiento sobre cuán triste o arriesgado podría ser el separarnos, siempre se mostró tan solidario y respetuoso ante mis decisiones que realmente pensé yo que estaba haciéndolo muy bien de la mano de él y de todos los que me apoyaban en aquella pesadilla, que apenas iniciaba.

El 6 de enero de 2017 estaba llegando a la ciudad de México. Mi amiga estaría esperándome de brazos abiertos para vivir el más horroroso, terrorífico y aleccionador episodio de mi vida. El aprendizaje y crecimiento serían sin precedentes. Todo el mes de enero transcurrió rápidamente. Estaba muy enfocada en mi salud y tratamiento alternativo de la mano del doctor Ángel Cuántico y su medicina de la conciencia. Estricta dieta vegana, que ya había iniciado en diciembre, enemas de café para desintoxicar, jugoterapia, orinoterapia, biorresonancias, sáper, sueros intravenosos con minerales; y terapias mentales y psíquicas serían el pilar de todo el tratamiento. Escudriñaríamos mi vida intentando llegar al origen de mi enfermedad, al punto de mayor oscuridad, ese donde todos los factores se encuentran e implosionan.

Sin embargo, los dolores continuaban y las terapias neurales no ayudaban. ¿Qué debía hacer? De verdad estaba intentándolo con toda mi fe y quería creer que estaba funcionando, que en algún momento los dolores cesarían y todo estaría bien, que yo estaría sanada. Recuerdo haber ido a la iglesia de Nuestra Señora de Guadalupe y ver como algunas personas iban de rodillas por todo el pasillo hasta llegar al altar como símbolo de entrega y rendición. Yo no podía hacer eso, pues mi dolor era bastante intenso como para incomodarme más. Un día de mediados de enero iba en el taxi hacia la Clínica de Biorresonancia y al asomarme por la ventana en ese preciso instante lo que vi fue la gran iglesia de Pare de Sufrir con el grandísimo mensaje: «Jesús es el camino». La señal estaba clara. Debía asistir a esa iglesia también y así lo hice. En esta parte los ateos o incrédulos podrán reír. Realmente yo sentía la fuerza y energía de aquellos oradores que intentaban ayudar a los asistentes afligidos, entre los cuales me encontraba yo, desde luego. Extrañas cosas fueron dichas por aquella oradora, que rezó con sus manos sobre mí. Habló sobre mi infancia. Algunas cosas sonaban tan ciertas y aterradoras. En aquellos días mis europeas amigas Patricia y Zuzanne estuvieron pendientes, orando por mí y guiándome desde Irlanda. Sin embargo, lo inevitable pasaría.

A finales de enero, luego de insistirle, el doctor Ángel me daría la orden para realizarme unas tomografías y ver el estado de los linfomas en pierna y abdomen, pues él estaba convencido de que era muy pronto para realizarme otro PET scan (examen a cuerpo completo de medicina nuclear con el que se verifica eficientemente el estado cancerígeno de un paciente). Por cosas de… la vida, los exámenes de esa semana salieron limpios. ¡Aleluya! Estaba sanada. Fuera de peligro. Ya no había linfomas. ¡Lo sabía! Pero… ¿por qué los dolores seguían? Era obvia la respuesta para aquel entonces, estos seguían como recordatorio de que debía seguir sanando mi alma para cerrar el ciclo por completo y ser una mejor versión de mí misma.

A la semana me encontraba en Tepoztlán con mi amiga y unos amigos de ella. Nos disponíamos a quedarnos el fin de semana en aquel pueblo para ir el domingo en la mañana a un mágico bosque que me ayudaría en mi proceso de sanación y conexión suprema. El amigo, numerólogo y místico, con el que nos encontrábamos me había asegurado que visitar ese lugar me ayudaría muchísimo, así como el hecho de que mi proceso de enfermedad estaba intrínsecamente relacionado con mi misión de vida, en esta vida, la cual es la última de un gran número de vidas, pues él también me aseguraría de que soy un alma vieja, bastante experimentada y con mucho trascendido y por transcender. ¿Crees o no crees en esto? ¿Qué más da?

La noche anterior estábamos en un restaurante cenando. Por supuesto que yo seguía bien disciplinada con mi no ingesta de alcohol ni ciertos alimentos. Esa misma noche empecé a sentir mis piernas un poco débiles, temblorosas al caminar. Ni idea de lo que sucedía. Debía ser la debilidad del ayuno de jugos que había empezado un par de días atrás, más el hecho de que tenía el periodo. ¿Quién podría asegurar en aquel momento? Cuatro de la mañana del 5 de febrero. La galleta se había roto. De nuevo el fuerte dolor en el centro de mi pecho me despertaba. Mi pobre amiga, quien estaba bastante soñolienta y un poco bebida, estaba asustada de nuevo, aunque al mismo tiempo algo acostumbrada a mis noches nefastas. Me senté al pie de la cama a hacer mis oraciones. Al pararme para ir al baño, ahí quedé, tirada en el piso, sin poder pararme ni moverme mucho. Mis piernas se habían convertido en piernas de hule para el momento. No podían sostenerme.

¿Grité, lloré, sangré, me golpeé estrepitosamente? ¿Demostré en algún momento el shock, el impacto del momento, el susto, la no comprensión de lo que sucedía? No, nada de eso. Una vez más mantuve la calma. No se cuál calma, pero la mantuve. Quizás es una especie de mecanismo de defensa el cual he venido usando para «protegerme», pero, al parecer, no ha funcionado muy bien que se diga. ¿Qué pasaría? Discutíamos mi amiga y yo en modo tontas las dos. ¿Estaba teniendo un ataque de pánico? ¿Estaba siendo dañada por Satanás como me habían sugerido previamente? ¿Qué carajos pasaba? Mi celular no funcionaba en el momento, si mal no recuerdo, y, aunque le insistí en que fuera a buscar a nuestros amigos para pedir ayuda, al momento ella prefirió alcanzarme una almohada y una cobija y sugerirme que intentara dormir hasta que amaneciera y ella fuera a buscarlos, pues no era una hora decente para molestar a nadie. Nuevamente, interesante planteamiento de alguien a mi lado en determinada situación, ¿no? Así pues, me dispuse a… cualquier cosa menos dormir. No sabía lo que sentía. Una vez más, pánico, terror, confusión… De verdad que no entendía lo que sucedía.

Más o menos a las diez de la mañana mi amiga finalmente fue a buscar a nuestros amigos. «Vamos a meditar, vamos a orar para cambiar la frecuencia de esta habitación», él dijo. Luego de eso y al ver que seguía sin poder pararme por mí misma, me ayudarían con mucho esfuerzo a acostarme en la cama. «Vamos a buscar un sacerdote, a ver si puede ayudarnos.» Quizás todo lo que necesitaba era un exorcismo. ¡Qué nivel de demencia el nuestro para el momento! Al rato regresaron con un frasco de agua bendita, pues el cura estaba ocupado como para ir a nuestro hotel. Así que de inmediato pidieron ayuda a un señor y entre los dos hombres pudieron cargarme, cual princesa dorada en campo de gladiadores, silla humana o intento de.

Al llegar al pueblo me llevaron al sitio más cercano, una especie de… ¿casa esotérica?, ¿de ayuda espiritual? Una segura e imponente vidente me preguntó qué me pasaba y cuando le medio expliqué sobre mi diagnóstico y que ya una semana atrás había confirmado que estaba sanada, sus palabras fueron: «Lo tuyo es un problema neural. Mi esposo sufre de algo parecido. Esto no tiene nada que ver con brujerías ni maldiciones y tendrás que darle una segunda oportunidad a la medicina clásica, porque es lo que te salvará». Por fin alguien empezaba a ser coherente a mi alrededor. Exploté a llorar como una niña, pues sabía lo que vendría… en cierto modo.

Al subirme al carro y antes de dirigirnos a la ciudad intenté orinar en un envase de plástico dentro del vehículo, pero no pude. Tenía ganas de orinar, pero no podía, simplemente, no salía. Durante el camino creo que todos íbamos en una especie de trance, pues nunca ninguno había pasado por una situación similar. Todos tan jóvenes y faltos de experiencia, podría decirse que hasta faltos de sentido común, y actuando bajo los nervios del momento y la ignorancia. ¿Qué importa ya? En el camino llamé al flamante Dr. Ángel, ese en quien tenía puestas gran parte de mis esperanzas. Ahora veo mejor que las esperanzas realmente deben ponerse en uno mismo y en Dios más que nadie, en ese Dios que vive dentro de nosotros. El Dr. se sorprendió muchísimo al oír lo que estaba sucediéndome y tuvo la determinación de decirme que bajo ningún concepto permitiera que me pincharan o colocaran ninguna quimioterapia o radiación. Sus palabras me parecieron un poco absurdas ante tal extrema situación. Ya en ese momento sabía que no sería sino en un hospital tradicional donde me auxiliarían más apropiadamente. Así que nos dirigimos a la misma clínica privada en la que una semana atrás me había practicado las tomografías. Al llegar me repitieron el mismo examen abdominal y minutos después un doctor estaba explicándome que un linfoma había fracturado dos vértebras de mi columna dorsal, lesionando la médula espinal y produciendo debilidad en miembros inferiores, por eso no podía caminar, así como bloqueando el esfínter urinario. De inmediato una sonda me fue colocada. Una manguera entre mis piernas se acomodaba para darle paso al proceso natural que no podía llevar a cabo por mí misma. Este sería solo el inicio de la época de las más extrañas y dolorosas sensaciones y procedimientos.

De inmediato le pregunté al doctor cómo era posible que una semana atrás el mismo examen había arrojado que todo estaba bien y su respuesta me dejó atónita: «A veces las lesiones (tumores) se ocultan». Al rato estaban practicándome una resonancia magnética para verificar a profundidad lo visto. Todo era correcto. No había nada más que dudar. En tres meses sin recibir la segunda línea de tratamiento la enfermedad había tomado tanta fuerza que sus estragos fueron prácticamente irrevocables. Su intención era intervenirme de inmediato para instrumentarme la columna y luego proceder al tratamiento de quimio, pero cuando mi amiga y yo vimos que por esa tarde y esos estudios el pago había sido bastante elevado, supimos que no podría seguir internada ahí. Así que ella misma tomó la decisión de trasladarme al Hospital General de México.

Era la 1 a.m. aproximadamente cuando, después de un par de horas de espera, me pasaron a la consulta en emergencias. Luego de ver los previos exámenes, la doctora sabía la gravedad del asunto. Mi amiga me sugería que me regresara a Irlanda en un vuelo de emergencia y la doctora me decía que era mi decisión. Irme o quedarme, sería completamente decisivo. Por algún motivo u otro decidí quedarme donde estaba, en ciudad de México. Sentí muy arriesgado viajar al otro lado del mundo en las condiciones en las que me encontraba. Por supuesto que, de haber sabido cómo las cosas tornarían, me hubiese ido. Pero ya sabemos, todo pasa acorde a nuestro proceso evolutivo. No hay otra manera de que pasen las cosas sino como suceden, aunque nos cueste aceptarlo. No podemos retroceder el tiempo, pero sí aprender de nuestras decisiones, por no llamarles errores en este duro caso.

Horas acostada en una dura camilla de emergencias, mientras me daban ingreso a una habitación. Fuertes espasmos (movimientos involuntarios) empecé a padecer en mis piernas. Mi amiga y otro amigo que vivía con nosotras se turnaron esa mañana para acompañarme. Finalmente, al mediodía me trasladarían a mi habitación. Mi madre y mi entonces novio ya estaban al tanto de lo sucedido. Ese mismo día la hermana de una amiga de Venezuela llegaría al hospital para presentarse y ofrecer su apoyo, linda Tota.

Al día siguiente mi madre estaría llegando al hospital. Y desde entonces no se separaría de mí. La gente me dice cuán afortunada fui y soy por haberla tenido y tenerla acompañándome en este tortuoso camino. Sé que lo soy y realmente no puedo imaginármelo de otra manera. ¿Cómo habría hecho una Stephanie completamente discapacitada y luchando contra un cáncer para salir adelante sola? En un país extraño (que yo misma había elegido) con apenas un par de amigos que realmente estaban muy ocupados en sus cosas. Pues al llegar mi madre ellos «entregarían guardia», como era de esperar. En esos días ya estaría recibiendo con carácter de urgencia la primera de cinco radioterapias. Un set de radiaciones comprimidas equivalente a veinticinco, pues debíamos detener de inmediato el daño que los linfomas estaban ocasionando.

Paralelo a esto, la primera quimio fue también suministrada. ICE BEAM, el mismo tratamiento que había decidido no tomar en Irlanda. Parecía, pues, que no tenía mucha alternativa. La aventura de buscar sanación de una forma menos dolorosa y más alternativa y milagrosa no había sido para mí. Así que debo recalcar lo que quizás ya has oído: «A lo que te resistes, persiste», plantea el budismo, y eso exactamente fue lo que me sucedió. Esta, pues, no es una historia de remisión instantánea milagrosa. No es una historia de éxito alcanzado en menos tiempo como la de muchos otros. Esta es una historia de resiliencia. De riesgo. De miedo. Todo al mismo tiempo, aunque no suenen compatibles. De fe renovada desde el punto más oscuro y de mayor dolor y rendición. Esta es una historia de un punto de quiebre. Un punto de quiebre que me llevó a ver desde adentro y sin más opción a mis adentros, sin vacilar.

Los días pasaron en esa cama de hospital con mi madre al lado. Por las noches siguientes a las radiaciones, gritaba por el dolor como nunca antes lo había hecho. Pedía morir. No había morfina ni analgésico que ayudara. Tenía todo el piso de Hematología en sosiego. Una mañana recibiría una linda nota de una paciente del siguiente cuarto, decía algo como: «Dios me dijo que te escribiera. Te escucho llorar por las noches. Tranquila, que todo estará bien». Mi primera amiguita en el hospital. Una chica de tan solo diecinueve años quien luchaba contra la leucemia. Meses después de su pronta y aparente sanación, Azalia moriría repentinamente, dejándome más y más para reflexionar. En este primer mes y medio hospitalizada, mi madre me hablaría sobre la rendición auténtica, sobre lo que significa entregarse, pero sin rendirse. Entender, pues, que lo que no podemos controlar no nos compete a nosotros y lo que sí podemos controlar es en lo que debemos trabajar, sin apuros ni desasosiego.

La crónica constipación, los dolores, la sonda, la movilidad limitada, el no poder sentarme siquiera, pues mi columna estaba gravemente lesionada, rota, los ataques de pánico, de desespero, nada de esto me dio mucho tiempo para sentir más terror. El presente, del momento, era tan abrumador, que no podía siquiera pensar en el pasado o en el futuro. Extraña forma de aprender a vivir en el ahora. Aparentemente, la infinidad de libros que me había leído no habían sido suficientes hasta aquel momento.

Para el 22 de febrero, y sin previa coordinación entre ellos, mi exnovio y el de mi madre estaban llegando al hospital. El primero desde Irlanda y el segundo desde Venezuela. No estaríamos solas por cierto tiempo. Mi entonces amado había ido por unos diez días, pues aparte de que tenía que regresar a sus labores en el país europeo, él realmente no había digerido/visualizado la gravedad del asunto hasta que me vio y, aun así, creo en verdad que nunca llegó a eso, pues la imagen de una Stephanie acostada en una cama de hospital con su cabello cortito como ya lo tenía no fue tan fuerte como la imagen que luego vendría. Pero supongo que nadie más que los que estaban ahí eran los destinados a verme de tal forma. Gente desconocida en su mayoría, un par de viejas amistades y mi madre.

Sinceramente, quería tener un reloj mágico para ralentizar o detener el tiempo y hacer esos diez días eternos de alguna forma. Volver a tenerlo a mi lado después de casi dos meses separados, incluso desde una cama de hospital, era un aliciente de amor. Un álbum lleno de recuerdos y mensajes que mis amigas habían preparado, así como un par de cartas de buenos deseos de sus amigos y familiares desde Irlanda, calentarían bastante mi corazón, tranquilizarían mi espíritu. Esos diez días pasaron viendo películas y hablando un poco de esto o de aquello, hasta que finalmente se fue para no volver. Afortunadamente, al compañero de mi mamá lo tuvimos por unos veinte días más. Apoyándonos, acompañándonos.

Un dia de febrero, una linda amiga del colegio tuvo una gran idea: se abriría una campaña en Internet para recaudar fondos para mis gastos, pues, aunque el hospital era semipúblico, yo había sido clasificada en un grupo social el cual me obligaba a pagar por todo por mi condición de extrajera, por injusto o loco que suene. Así funciona en México y así tuvimos que resolver. La campaña gofundme.com fue y ha sido un éxito, lo que me permitió acceder a todo lo que necesitara, gracias a la colaboración y al amor de tanta gente increíble.

A principios de marzo los ortopedistas habían ido a evaluarme finalmente, sugiriendo la inmediata adquisición de un corsé de hierro Jewett, una silla de ruedas y una andadera. El cirujano me había asegurado que tendrían que operarme para instrumentarme la columna, pero que habría que esperar a terminar el tratamiento. Sistema al revés en orden del que habían planteado en la clínica privada. Así que un buen día tenía estos tres aparatos en mi habitación. Ese día empezaría a ser La muñeca del corsé de hierro. El corsé Jewett tiene la función de proteger la columna en casos como este. Como podrás imaginarte, tener puesto tal aparato era bastante incómodo, pero era lo único que me permitía al menos poder sentarme. Baños en cama, rosarios y oraciones en las noches, entre otros, fueron algunos de los momentos que también marcarían todo esto.

REVELACIÓN DIVINA

«Los milagros son un modo de liberarse del miedo. La revelación produce un estado en el que el miedo ya ha sido abolido. Los milagros son, por lo tanto, un medio y la revelación un fin. La revelación produce una suspensión completa, aunque temporal, de la duda y el miedo. Refleja la forma original de comunicación entre Dios y sus creaciones. La revelación es algo intensamente personal y no puede transmitirse de forma que tenga sentido. De ahí que cualquier intento de describirla con palabras sea inútil». Sin embargo, yo intentaré transmitirte, de forma que tenga algo de sentido, mi revelación divina. Estas son algunas de las afirmaciones con las que empieza el libro Un curso de milagros. Irónicamente, este libro con enfoque cristiano, más que NO es religioso, fue escrito en siete años por una autora atea. Curioso, ¿no? A pesar de la creencia en nada de Helen Schucman, ella recibió un mensaje y se puso a trabajar para transmitirlo, sin negarse a su misión. Ella supo cómo no ser víctima de su ego ni su mente.

Pues bien, ahora yo te compartiré como una noche de ese febrero de 2017 tuve un sueño que luego entendí que fue una revelación. Y leyendo estas líneas del texto lo confirmé, ya que me sentí por ese tiempo sin miedo, a pesar del oscuro momento que vivía. Los médicos estaban muy desconcertados de ver cómo un linfoma había hecho tanto estrago en un paciente. De hecho, una doctora, muy irresponsablemente, le diría a mi madre, en la víspera de sus cincuenta años, que me quedaría paralítica para siempre.

Quizás has oído que los sueños son un medio de Dios para comunicarse con uno, quizás has oído que no es más que tu mente loca transmitiendo sin mucha coherencia las cosas del día o de tu pasado, pero la realidad es que los sueños son el medio que tu subconsciente tiene para transmitirte un mensaje, muchas veces no son tan claros porque al llegar al consciente se tergiversan, pero la verdad es que es tu Ser, tu esencia tratando de decirte algo. Hay mucho material al respecto que podríamos debatir. Yo me limitaré a contarte mi pequeña experiencia.

De la nada, estaba parada en el medio de la autopista Francisco Fajardo, un poco más allá del puente de Las Mercedes, a la altura del Tamanaco. Estaba de frente a los carros, en contra del flujo vehicular. En el primer momento no había carros, pero ya el semáforo de Las Mercedes cambiaría y estos empezarían a transitar por la autopista. Yo estaba en patines, sin saber patinar, yo no sé patinar. Y sentí un pánico que no puedo explicarte, lo sentí tan vívidamente como si se tratara de la vida real. No quería morir ni ser atropellada, desde luego que no. Estaba aterrorizada, pero al minuto pensé: «Jesucristo es el único que va a sacarte de esta, Stephanie». Así que me armé de valor, respiré y empecé a patinar hacia abajo hasta llegar a una calle menos peligrosa, mientras los carros ya me pasaban por el lado. Llegué como de volada, ilesa, airosa, y un señor que también estaba en patines y lucía algo agitado me sonrió y me dijo: «Tranquila, a mí también me salvó. Fue Jesús». Probablemente tu mente saboteadora, o la mía, empiece a pensar que pude haberme puesto en un lado de la autopista o que por qué sentí miedo si muchas veces los malabaristas, pedigüeños o vende periódicos se ponen en el medio de la calle sin problema, pero la verdad es que esa escena no fue más que un teatro de mi subconsciente para la transmisión del mensaje en cuestión. Bueno, la verdad es que yo no soy una malabarista ni pedigüeña ni una vendedora de prensa en la calle, así que en verdad sentiría algo de miedo en esa situación, ¿no?

Al día siguiente al contárselo a mi madre, ella me dijo que más que un sueño eso había sido una revelación. La paz y la tranquilidad que sentí luego de eso fue lo que me ayudó a sobrellevar mucho mejor lo que vendría. Sabía que podía confiar, que todo estaría bien, aunque quizás no me gustara la realidad. Aunque quizás viniera mucho dolor y sufrimiento, yo podría manejarlo. Y así fue, día tras día milagros fueron obrando en mi vida. Te invito a que te escuches más, a que te interpretes más, a que confíes más en ti y en la vida.

LA MUÑECA DEL CORSÉ DE HIERRO

El 14 de marzo de 2017 era mi vigesimoctavo cumpleaños y ese día me dieron de alta por primera vez. Ya había recibido la segunda quimio y estaba estable, estable y ya afeitada por completo. Tenía por fin el look de una típica paciente de cáncer. Solo tocaba volver a los dos días para realizarme una resonancia magnética y luego a los veintiún días por la tercera quimio. Qué afortunada era, podría ir a pasar mi cumpleaños en casa de nuestra linda amiga Tota, compartir un rico sushi y pasar un rato agradable. Por supuesto que no sería tan sencillo ni tan bonito, pues lo que estaba pasando no era cualquier situación de salud quebrantada. Al poco rato de estar en mi silla en la sala de la casa, con mi corsé puesto, me sentí mareada. Acto siguiente no supe más nada de mí, hasta sentirme acostada en la cama cuando grité como si hubiera vuelto del más allá. Frente a mí estaban mi mamá y Alberto, su novio, con cara de pánico. Me había desmayado mientras me llevaban al cuarto. Mis ojos se habían volteado y los lóbulos de mi nariz se habían cerrado en un esfuerzo por obtener aire. El llamado síndrome de compresión medular me había golpeado en un despertar por estar sentada ese rato por primera vez después de tanto tiempo acostada e inactiva. Así que el día de pequeña celebración fue de más susto que otra cosa.

El día de la resonancia magnética había llegado, nuevamente tenía que enfrentar mi claustrofobia sumado a un dolor en el glúteo mientras reposaba en esa dura camilla. Sesiones de ejercicios y suaves rehabilitaciones en cama me fueron dadas en el hospital durante mi estancia ese mes y medio de febrero y marzo, lo cual supongo también ayudó a mi temprano progreso. Luego del examen mencionado debíamos ver dónde viviríamos hasta que nos tocara volver al hospital. Aquí empezó el bailoteo de las gitanas por ciudad de México. Donde la amiga Tota no podíamos quedarnos más y donde mi amiga Carolina tampoco, ya que vivía en un tercer piso sin ascensor y, la verdad, no estaba dispuesta a experimentar la locura propuesta para el momento: ser subida por las estrechas escaleras en camilla por los bomberos o cargada por hombres (pagando) cada vez que necesitara salir de casa. Así que empezamos a buscar algún lugar en PB o con ascensor, lo cual puede ser un poco difícil de conseguir en el DF debido a lo viejo de la mayoría de los edificios. Afortunadamente, otra vieja amiga de Venezuela, quien vivía en una casa en PB, saldría al rescate del momento. Así que nos mudamos a su casa, donde estaríamos por unas tres semanas.

Ella y su novio fueron de gran ayuda en muchos sentidos. Podían cargarme para pasarme de la cama a mi silla baño y viceversa, pues ni siquiera pararme con ayuda podía. Era realmente como una muñeca rota. Las cargadas. Esas sí que fueron muchas, casi diarias, naturalmente. La sonda era algo adicional que ponía muy nerviosa a mi mamá, pues a veces se bloqueaba y el orine no pasaba. Un buen día me dio una tremenda infección y tuvimos que ir de emergencia al hospital donde el médico de guardia solo mandaría un tratamiento de antibióticos. Con la ayuda de una vecina enfermera pudimos probar y ver si lo que yo sentía era cierto. Ya podía orinar normalmente después de casi dos meses usando la sonda, pero antes del pronóstico médico, el cual aseguraba que la necesitaría hasta el día de la cirugía de columna. Así que, primer milagro concedido.

44

Recuerdo una noche en esa casa, una de esas tantas largas noches. Una de mis especiales amigas en Irlanda me haría la noche, la llenaría de risas y al mismo tiempo de reflexión. Ella me preguntó dónde, en Dublín, podía comprar una peluca ortopédica para su madre, quien también padecía la misma enfermedad. Mi cerebro hizo un poco de… cortocircuito, figurativamente hablando como digo yo. Me causaba mucha gracia y desconcierto su adjetivación, así que le aclaré que eso no existía. Ella insistió: «Bueno… pelucas oncológicas, no sé, cómo se llamen». «¿Acaso las personas calvas se clasificaban en: afeitadas por libre elección, afeitadas por cáncer, afeitadas por fuerte alopecia? ¿Y qué de las personas con cabello pero que simplemente usaban pelucas por gusto?», pensé. Así que me dispuse a explicarle que la única clasificación para las pelucas era el material de la misma, si era de cabello natural o sintético y que según la marca o lugar de adquisición el precio variaría. Pero, definitivamente, no había tal cosa como pelucas ortopédicas, oncológicas u orgánicas, al menos no hasta donde yo tengo entendido. Aquella noche reímos tanto. También me sentí un poco aludida, ofendida, debo confesar, aunque sabía que era algo muy tonto y trivial. Pues sentí que pertenecía a ese grupo de afeitados por cáncer que solo existía en mi cabeza, yo lo había creado. ¿O ella lo había hecho? ¿Acaso importaba?

De vuelta al hospital para la tercera quimio. Aquí los malestares se acentuarían, bastante. Por suerte, a la semana de estar hospitalizada estaba dada de alta y yendo de regreso a casa de mi amiga, donde estaríamos por una semana más, hasta conseguir un lugar más apropiado para nosotras y más cercano al hospital. En este mes, entre abril y marzo, la convivencia sería solo con mi madre, lo cual acentuó nuestro proceso de sanación de nuestra relación. Había mucho que conversar, que saber, que discutir, que compartir, que reír y llorar. También aquí continué con las terapias de rehabilitación desde cama que irían sumando la gran montaña de mi recuperación. Trabajo constante, aunque pareciera pequeño. En ese entonces le pedí a mi mamá que me consiguiera dos libros en inglés, pues sentía que necesitaba practicar. Como no hay casualidad, ella me trajo la novela Heartbeat de Danielle Steel, muy parecida a su historia de desamor, aunque la de ella (mi madre) fue aún más intensa. Y The zahir, de Paulo Coelho, una historia con la que la identificada sería yo. Una historia de amor y búsqueda sobre un escritor y su esposa periodista.

Nuevamente al hospital para la cuarta y última sesión de este ciclo. Misma historia. Justo antes de cumplir el mes en este nuevo espacio, una mejor oportunidad de vivienda surgiría. Y es que cuando dije lo del bailoteo de las gitanas, no estaba exagerando. Para estar en la situación de salud en la que me encontraba me mudé y trasladé un poco más de lo esperado, tanto como fue necesario. Mi otra amiga, la que me recibió en primera instancia al llegar al DF y con la que viví la inolvidable escena de la lisiada, acababa de conseguir una muy buena oportunidad de vivienda para mudarnos las tres. Así que no lo pensamos y la tomamos. Fueron tres meses de un movido compartir y particular crecimiento. Más procesos de crecimiento dentro del gran proceso de evolución.

Durante todo este tiempo que estuve usando el corsé Jewett, la imagen era muy bizarra, lo sé. Era una chica en una silla de ruedas, con un corsé de hierro, un catéter en mi pecho y una cabeza afeitada, a veces con gorrito, otras sin, pues usar pelucas y maquillarme no era algo que me provocara. Sin dejar de lado la sonda entre mis piernas, que, por suerte, dejaría con antelación. Especie de muchos elementos juntos. ¿Qué se suponía que debía hacer con los cumplidos de la gente respecto a mi linda cara o a lo joven que lucía, a lo menor que me veía referente a mi edad? ¿Cómo debía sentirme? Pues como lo que era. Una muñeca atrapada en un corsé, en una situación de vida inimaginable, sin precedentes.

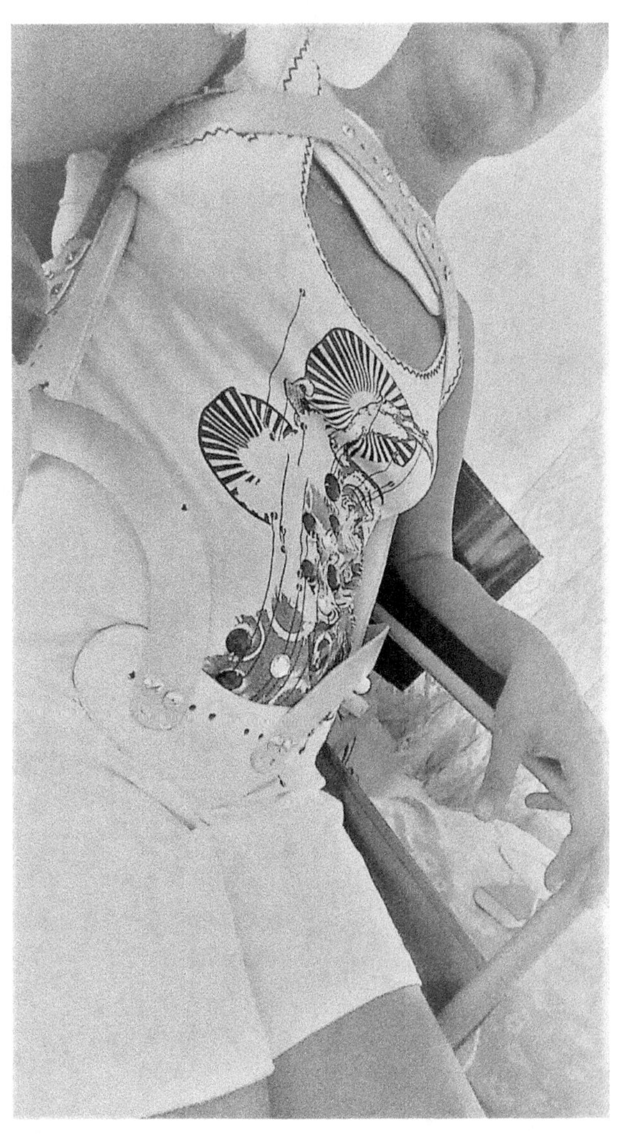

CIRUGIA AUXILIADA

Recién llegadas a esta nueva casa vendría la tan esperada cirugía de columna. Esta parte de la historia es muy especial, trata sobre un auxilio divino. Aquí se trató, una vez más, de saber recibir e interpretar las señales que nos mandan. Y es que últimamente he tenido que afinar ese sentido, esa intuición que todos tenemos. ¿Y cómo no hacerlo si las señales han sido varias y muy significativas? Naturalmente me ha sido de gran ayuda, de gran utilidad para ese camino a la paz que todos buscamos, pero en verdad no hay que buscar tanto porque está dentro de nosotros. Aclararé aquí que no me importa tu religión, no me importa en qué crees, pero me gustaría creer que crees en algo y si es en ti mismo, pues mejor.

Yo estudié prácticamente toda mi vida en un colegio salesiano, católico, el María Auxiliadora de Altamira en Caracas – Venezuela y, aunque no era muy fanática de las monjas del colegio, algunas me agradaban, otras no. Siempre sentí afinidad y amor por la virgen Mariauxi, como cariñosamente le llamamos sus alumnas de vida. Durante toda mi infancia y adolescencia disfruté mucho las clases de canto en la capilla, nunca entendí por qué yo era tan sentimental, tan llorona. Casi siempre lloraba fuera la canción triste o alegre, de alta o de baja vibración, yo casi siempre lloraba, casi siempre se movía una fibra, esa fibra. Luego de que me gradué, con el pasar de los años, como que me olvidé un poco de Mariauxi, claro que ella siempre estuvo ahí, pero yo estaba muy ocupada y acelerada para pensar mucho en ella, para sentirla o para respirar con calma.

Cuando empecé a encontrarme, en febrero de ese intenso año 2017, estaba en el hospital en la ciudad de México, país al que en algún momento había soñado ir para disfrutar de la Riviera Maya y quizás para trabajar en un sueño de vida, pero no fue así porque había algo más importante que hacer y era tener esto que contarte. Accidentada en una cama de hospital, y ya no era en Venezuela ni en Irlanda, las que habían sido mis casas, pues supongo que mi ególatra ego no quería que me vieran así, así que decidí huir lejos, bien lejos. No espero que entiendas del todo esto último que digo, pues puede sonar algo extraño y hasta duro conmigo misma, ya que no sabía que las cosas resultarían así, pero… este es mi lenguaje metafórico lleno de acertijos, todos relacionados entre sí. Bueno, al punto… accidentada en esta cama de hospital inválida para caminar, pararme o siquiera sentarme bien empecé un suplicio.

En mis momentos de angustia, dolor, desespero o zozobra muchas veces invoqué a María Auxiliadora pidiéndole auxilio, la necesitaba, así que empecé a llamarla una y otra vez como el que aclama a ese Dios en busca de socorro. Yo exclamaba «¡Auxiliadora! ¡María! ¡Ayúdame!». Salía del alma. Tenía pánico, de ese que paraliza, dolor, sufría, sufría mucho… y, aunque mi mamá me había hablado de que tenía que entregarme, no fue algo que hice en un santiamén. Lo he hecho, y considero que bien, pero aún me falta. Es una constante prueba a la que estamos sometidos en esta vida. Siempre están probándonos. Meses después, finalmente empezaba a acercarse esa luz que sería la cirugía de columna. Luego, de esperar a que terminara el tratamiento. Pues bien, un día el cirujano llegó a mi habitación y me dijo que la cirugía no sería ni el 17 ni el 31, sino el 24 de mayo… día de María Auxiliadora de los cristianos.

Inmediatamente me puse a llorar, eso que mejor hago cuando estoy sola, pues recibí el mensaje. Ella también estaba conmigo, supe que todo estaría bien. Estaba muy claro. Tanta fue la claridad en ese particular, que el día de la intervención estaba tan serena, tranquila, no sentía nervios, ni siquiera sentí frío en el quirófano. Fue una cirugía considerablemente importante y delicada. Me instrumentaron con ocho tornillos, dos barras, un travesaño y 5 cc de matriz ósea para reparar el daño que el maestro Hodgkin había causado en mi columna dorsal, pero yo estaba tranquila. Al día siguiente estaba parándome en mis pies con la ayuda del cirujano, parecía mentira, pero era verdad. Pedí auxilio y lo recibí. Gracias al universo infinito, a mi Dios, a Jesucristo y a la virgen María Auxiliadora.

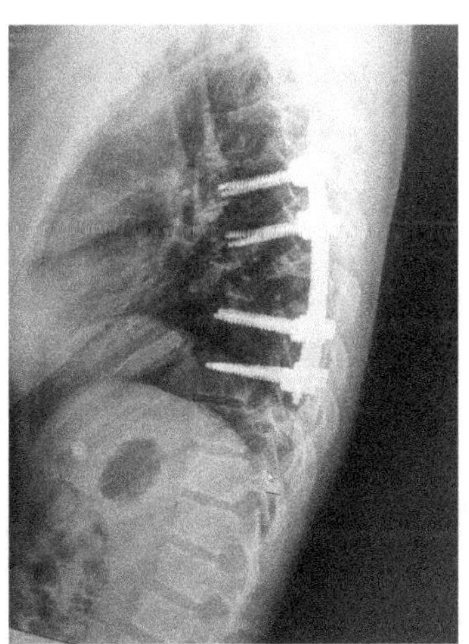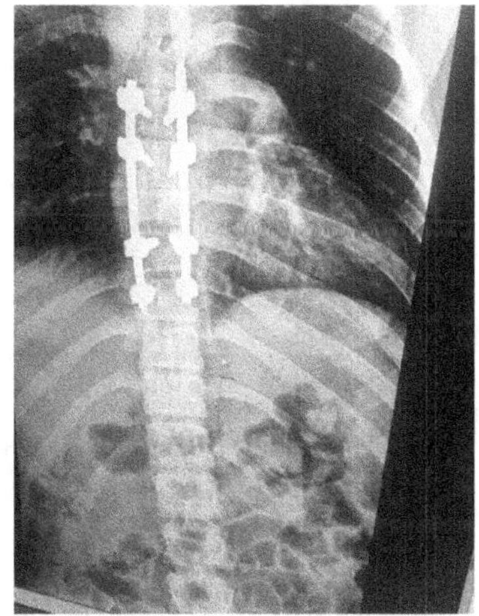

ADIOS AL CORSÉ DE HIERRO, BIENVENIDOS LOS METALES

Tomaría más de un mes para que los dolores disminuyeran y mi cuerpo se adaptara a la ahora familia de metales que residen en mi columna. Pues sí que era una pesada sensación en mi espalda. Una vez los dolores y la molestia disminuyeron bastante, empecé terapias de rehabilitación con un muy buen doctor. Usaríamos la técnica de electroestimulación y otros ejercicios por unas casi tres semanas. Pero lo más importante fue su frase célebre, siempre se la agradeceré: «Ya es hora de cortar la dependencia». Y es que, efectivamente, la dependencia de la chica discapacitada debía reducirse a su mínima expresión. Y así lo hice. Aunque aún usaba la silla de ruedas, pues no estaba preparada para la andadera, trataba de movilizarme por mi cuenta tanto como pudiera, sujetándome de todo lo que tuviera cerca, pues era una manera de volverme más ágil. Como un bebé, estaba aprendiendo a moverme por mí misma de nuevo.

Un día hasta me subí, con ayuda, a una bicicleta de spinning para ejercitar mis piernas faltas de músculos. Otros días el ejercicio sería empujar la silla con mi mamá sentada en esta. Poco a poco cada esfuerzo sumaría. Justo para este momento tendríamos los resultados del último PET scan realizado. Ya sabríamos si la segunda línea de tratamiento había funcionado. Dicen que cuando crees que las cosas no pueden empeorar, lo hacen. Y así lo sentí por unos momentos. Sin embargo, recordar que estaba progresando cuando la proyección era bastante nefasta me daba bastante fuerza para simplemente seguir adelante. Para julio sabríamos que esta segunda línea de tratamiento tampoco había funcionado. Al menos no para eliminar la enfermedad en su totalidad, sino para parcializar síntomas y mantenerme viva por más tiempo.

Más decepcionante y frustrante aún fue darme cuenta, leyendo un reporte del hospital en Dublín, que la famosa inmunoquimio por la que tanto habíamos sufrido y que no podía obtener en México por lo elevado de su costo, habría sido suministrada al mismo tiempo junto con la segunda línea de tratamiento, ICE BEAM. Lo cual arrojó la irónica idea de que, quizás, solo quizás, me hubiera ahorrado mucho tiempo y sufrimiento haciendo el nuevo tratamiento en la ciudad donde había sido diagnosticada, de donde nunca debí haber salido o, al menos, a la cual debí haber vuelto antes de que mi visa se venciera y se complicaran más las cosas. Pero aquí recordaré nuevamente que el si hubiera no existe, solo tenemos lo que decidimos y lo que pasa en el aquí y en el ahora.

Por unos días estuvimos bastante decepcionadas, angustiadas y estresadas pensado que necesitaría de urgencia este medicamento especial muy costoso, pues eso era lo que teníamos entendido. De esta inmunoquimio especial, Brentuximab, podría necesitar de cuatro a diez botellas, cada una con un coste de cuatro mil dólares aproximadamente. ¿Qué tal suena? Ese lunes mi madre iría al hospital a mostrar los resultados del PET scan. Por suerte, el doctor informó de una tercera línea de tratamiento que podían suministrarme para intentar deshacernos de la enfermedad prescindiendo de la famosa y costosísima Brentuximab. Desafortunadamente, los días previos a recibir estos resultados los dolores habían reaparecido y luego de saber que aún Hodgkin estaba presente queriéndome dañar, estos se intensificaron.

Una noche nuestra linda amiga Tota llegaría de visita a casa con unos detalles para mí. Una linda blusa que decía Bad choices make good stories (en español: «Malas decisiones hacen buenas historias») protagonizaría la noche. «Joder!», pensé. Eso fue demasiada señal. Al día siguiente me vería por primera vez con mi genial y encarado terapeuta Gestalt quien me haría ver y entender lo importante de que transmitiera, en vivo y directo, todo lo que pudiera de mi historia, de que asumiera y aceptara mi misión, de que no me cerrara por mi ego, el cual no quería que el mundo me viera en tal situación. Que me haría ver lo importante de que escribiera y grabara tanto como pudiera, de que no procrastinara más. Así que ese mismo día llegué a casa grabando el que sería mi primer video para mi canal de YouTube y redes sociales, en el cual transmitiría el mensaje que Dios me había hecho llegar la noche anterior. Había tomado lo que parecía una serie de malas decisiones, pero que estaban dándole paso a la historia de sobrevivencia y resiliencia más grande que jamás hubiera imaginado vivir y compartir.

NO MÁS LA LISIADA

En esos días había iniciado en un nuevo centro de rehabilitación, llamado QiFit, donde emplean la técnica noruega RedCord. No más electroestimulación, sino neto esfuerzo de mi cuerpo para sostener mi propio peso. La primera consulta fue la valoración, ese día llegué en mi silla de ruedas y la rehabilitadora me comentó que su proyección era ponerme a usar la andadera en unas dos o tres semanas. Sin embargo, a los dos o tres días después, tuve uno de estos episodios míos donde soy fuertemente manejada, guiada por la voz interna, por mi Yo Superior. Sentada en el sofá sentí la fuerte e imperante necesidad de pararme y empezar a moverme. Quise intentar con la andadera, me sentí preparada. Así pues, tomaría por primera vez, después de intervenida, la andadera y me daría cuenta de que, efectivamente, podía andar con esta. Muy lento y con mucho esfuerzo, claro. El trabajo de rehabilitación que había hecho por unas dos semanas con el primer sistema había ayudado bastante para permitirme dar ese salto cuántico.

A la segunda visita a QiFit llegaría caminando en la andadera. La sorpresa de todos fue grande y muy motivadora, pues me había adelantado a mi rehabilitadora. Un nuevo capítulo en mi novela había iniciado. Ahora en la calle las miradas serían incluso más extrañas, ya que, si ver a alguien joven en silla de ruedas puede ser fuerte o extraño, mirar a una persona joven en andadera es aún más extraño. Pero… ¿qué más daba? Estaba mejorando a una velocidad increíble y así como había personas que me miraban extrañadas y con asombro en la calle, también había otras que me miraban con admiración y hasta me lo hacían saber. Fue en estos días cuando grabé mi primer video caminando con la andadera, el cual titulé como este capitulo, No más la lisiada.

Esa misma semana estaba siendo internada, nuevamente, para recibir la primera quimio de esta tercera línea llamada Gemmox. «Esta es una quimio para caballos. ¡Bien fuerte!, pero sabemos que ella lo resistirá», fueron las palabras del doctor. Mi madre se sentiría, desde luego, un poco aterrada al oír esto, pues podía imaginar algo del sufrimiento que vendría. La habitación era pequeña y daba sensación de encierro. Al lado había una señora agonizando con su respiración, haciendo las noches más pesadas. El catéter que tenía había sido retirado al finalizar la segunda línea de tratamiento en abril, pues vendría la cirugía y su recuperación y no era prudente dejarme ese catéter por tanto tiempo. Colocarme uno nuevo, el tercero hasta el momento, sería una de las experiencias más dolorosas y desagradables de este suplicio. Podría compararlo con la biopsia de fémur que me realizaron en Dublín en noviembre 2016.

Como el catéter anterior se había colocado sin problema, el doctor intentó el mismo sencillo procedimiento en el mismo lugar, el área clavicular. En esta oportunidad no corrimos con la misma suerte, ya que los ganglios inflamados no permitirían el acceso de la vía de forma fácil. El dolor y la molestia eran indescriptibles. Varios intentos fallidos y muchos quejidos por mi parte harían al doctor darse cuenta de que debían proceder de forma diferente. Así que al día siguiente una nueva pareja de doctores del piso de cateterismo estaba en mi cama para colocarme el sencillo aparato. En vista del panorama intentarían hacerlo en el área de la yugular, en el cuello. Guiándose con un monitor de ultrasonido que mostraba dicha área de mi cuerpo la doctora residente (o no tan experta) iniciaría su seriado de intentos, para, finalmente, darle paso al doctor que lograría colocar la vía. Casi dos horas de procedimiento, de dolor, tomaría lograrlo. Una vez más, mi espiritualidad me echaría una manito, como decimos en Venezuela, y en un momento de desesperación al ver lo dificultoso del procedimiento grité desesperada a la virgen María Auxiliadora que me auxiliara y en ese preciso instante la vía pasó hasta el final. Llámalo casualidad, da igual. Luego de eso quedé llorando de rabia y frustración por un largo rato. ¿Por qué todo esto estaba sucediéndome? ¿Para qué?

Luego de recibir la dosis de medicamento, la primera quimio de esta tercera línea, padecería los efectos secundarios como nunca antes. Unos tres o cuatro días vomitando sin parar. El día siguiente de la quimio habría vomitado unas quince veces aproximadamente. Ataques de pánico por las noches, zozobra, un poco de taquicardia, extrañas sensaciones. En vista de este panorama de malestares, una doctora recordaría para entonces sugerir sobre una pastilla que me ayudaría contra los vómitos. El hospital no la proveía, así que había que comprarla aparte para la próxima sesión, pues ya había vivido lo que me tocaba en esta decimoséptima quimio de mi completo historial contra Hodgkin.

De vuelta a casa. No habría más dolores. Casi me salto esta parte. Justo antes de internarme para este nuevo ciclo nos habíamos mudado a una nueva casa, ya que las cosas con mi amiga del colegio y con la que habíamos vivido por los últimos tres meses, no habían resultado del todo bien y tuvimos que mudarnos. Sumando millas al gitanismo que añadiría emoción y movimiento a nuestro ya agitado y sorprendente 2017. Para la segunda quimio, la decimoctava en total, no me las vería tan mal. Sin embargo, me enteraría de una triste noticia. Aquella primera amiga que había hecho en el hospital, la chica de diecinueve años quien luchaba contra una leucemia y quien me había enviado una notica de Dios, había fallecido repentinamente. Facebook sería, desde luego, el informador. Una gran tristeza nos embargó. ¿Cómo era aquello posible si ella había sanado? Al tiempo nos enteraríamos de que ella no había culminado su tratamiento, que no había sido dada de alta de la enfermedad y que había decidido morir en su casa, pues sabía que la muerte se avecinaba y ella no quería continuar más tratamiento de este tipo luego de seis meses de lucha. No la juzgo, en lo absoluto. Recordemos que cada persona tiene un viaje que realizar, muy distinto al tuyo, al mío.

Durante este tercer ciclo mi madre y yo decidiríamos que ya era hora de irnos de México, ya que ninguna quería continuar en tal ciudad de la manera en que veníamos viviendo. Sin posibilidad de producir dinero por lo difícil de mi situación y viviendo de una campaña de caridad. Sin familiares que ayudaran y con apenas un par de amigos, que fueron aumentando poco a poco en número con el paso de los meses, pero, aun así, la logística era agotadora para ambas y la falta de apoyo a nivel presencial era determinante para el proceso emocional de las dos. Así que, no había más que decir. Tan pronto pudiéramos adquirir los boletos nos iríamos a España, donde mi hermana menor, su novio y el entonces novio de mi madre habían llegado varios meses atrás para emprender un lindo proyecto agrícola y abrir camino.

Aproximadamente mes y medio más transcurriría en México desde la última quimio antes de irnos. Tiempo en el cual trabajamos con constancia contra la enfermedad. Apoyamos mi tratamiento convencional con ozonoterapia y la ingesta de suplementos alimenticios específicos contra el cáncer como el aceite de Canabidol y el tratamiento de células madre, Inmunocal. También apoyaría mi proceso de sanación a través de la escritura, continuando el trabajo para mi blog e iniciando este libro que estás leyendo. Y hablando de sanación, importante es recordar la información de una sanadora de Thetahealing con la que contacté en aquel tiempo. Se supone que he vivido setenta y dos vidas y que, como quizás has oído, nuestros procesos de vida, así como

60

nuestras familias, son previamente elegidos por nosotros mismos antes de venir a este mundo para aprender lo que necesitamos y evolucionar en base a eso. Dando pie, pues, al planteamiento de que mi alma, mi Ser superior, mi esencia, mi Yo, había elegido vivir todo esto para recordarme mi fortaleza. Bueno, desde luego que no espero que creas o entiendas esto del todo.

Para despedir, cerrar con broche de oro el capítulo de México lindo y querido faltarían dos eventos relativamente importantes, y digo relativos porque después de todo mi proceso de salud y discapacidad ya nada nos sorprendería. Mi entonces flamante novio, ese el cual todo el mundo veía, creía y percibía que me amaba, me dejaría en el momento en que más lo necesitaba, o que al menos yo creía que más lo necesitaba, pero desde luego que pronto, muy pronto, me daría cuenta de que no era así. Que no lo necesitaba ni a él ni a nadie para vivir bien y estar feliz y tranquila. Que daba igual. Que el amor que realmente importa es el tuyo propio de la mano de la vida y de Dios, de la divinidad. Y que el resto viene por añadidura. Que las parejas, amigos e incluso familiares pueden entrar y salir de tu vida en determinados momentos, pero tú serás tú único y más fiel compañero.

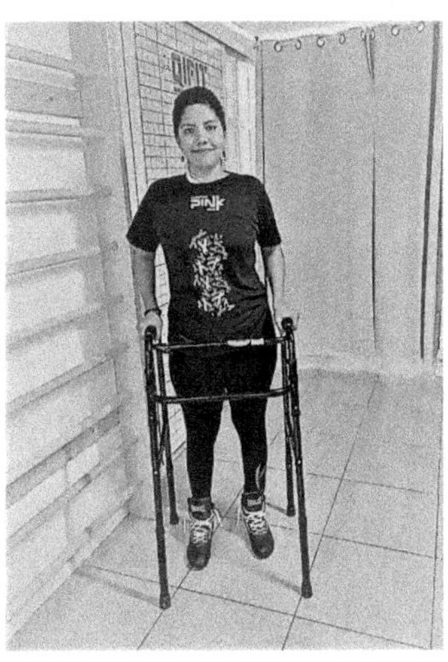

CUANDO PASE EL TEMBLOR

«Hay una grieta en mi corazón, un planeta con desilusión», dice la canción Cuando pase el temblor, de Soda Estéreo, banda argentina icono del rock en español de los 80 y 90 en Latinoamérica. Un poco depresivas sus letras, pero realmente llegan. Y es que no tengo mejor manera de narrar este evento de la novela si no con estas líneas tan profundas y que metaforizan lo que les contaré. Pensaran que es por mi exnovio, quien me había roto el corazón al dejarme (no podía estar exenta de escribir esta frase tan cliché) pero no, fíjense que no solamente es por él. El 19 de septiembre 2017 vendría el sacudón que nos terminaría de hacer irnos de México. Un gran terremoto de 7.1 en la escala de Richter que dejó un saldo de más de 430 muertos nos recordaría, una vez más, cuan frágil es la vida y cómo la malgastamos muchas veces.

Estaba acostada en mi cama oyendo música con los audífonos, así que no oí ninguna alarma sísmica, cuando de repente sentí como la pared detrás de mi cama se estremeció de atrás hacia adelante fuertemente, como si un gigante estuviera sacudiendo el edificio. En este instante brinqué de la cama, me puse mis chanclas tan rápido como pude y me paré dispuesta a caminar hacia mi andadera. En ese preciso momento mi madre entró al cuarto con cara de máximo pánico gritándome que me sentara en la silla de ruedas. Claro estaba que salir por el largo corredor del edifico caminando a mi paso no era una buena idea. No se cómo entre la angustia, el desespero y el pánico mi mamá pudo sacarme en la silla de ruedas del cuarto, del apartamento y finalmente atravesar el oscuro corredor de aquel viejo edifico entre dos grises paredes que bailaban de un lado a otro como un barco en medio de una tormenta. Crujía, todo crujía como un gran monstruo.

Al llegar a la puerta, seguía temblando. Las personas desesperadas por salir del edifico en su intento de máxima sobrevivencia nos pasaban por al lado y no fue sino una chica desnuda en toalla quien nos ayudó a abrir la puerta completa para que pudiera pasar con la silla. Al encontrarnos afuera en medio de la calle con toda la gente conmocionada y todo el humo ya había dejado de temblar. Según mi madre en ese momento mi cara era gris. Ella asegura que todo mi sistema inmune tuvo que concentrarse en el susto. Quizás tiene razón. Aunque ya me conocen, no lloré, no grité, no caí en pánico, al menos no que yo me enterara. A nuestro viejo edificio no le pasó nada, pero gran número de otras edificaciones no corrieron con la misma suerte. Los días siguientes vivimos una paranoia insostenible. Hubo muchas réplicas, aunque ninguna que sintiéramos como tal. Las alertas eran diarias y el susto parecía interminable.

¿Y adivinen qué? Ni un mensaje de él para saber cómo me encontraba luego de tal aterradora experiencia. Ni ese día ni los días siguientes. La noticia fue internacional y él desde luego estuvo al tanto de lo sucedido, pero no era de importancia para él comunicarse conmigo para preguntarme al respecto, pues ya habíamos terminado, ¿no? ¿Y qué más daba? En esos días volví a recordar que, como dice El Principito, lo esencial es invisible para los ojos. Y el que mis ojos no leyeran un mensaje de él no obligatoriamente significaba que no me tuviera en sus pensamientos de vez en cuando, pero de igual forma, si ya no lo hacía, estaba bien, porque yo sí que me tenía en mis propios pensamientos, recordándome día tras día que soy y seré mi más leal compañera, no importa qué suceda. Yo siempre estaré ahí para mí.

AUTOCOMPASIÓN O AUTOEMPUJE

Tenía todo el derecho, todo el material para volver a jugar el papel de la víctima. Aparte de todo lo ya vivido, también tenía que sobreponerme a una ruptura amorosa. Pude haber pensado… incluso creo que lo hice: «¿Hay algo peor que tener cáncer y estar discapacitado? Sí: tener cáncer, estar discapacitado y que tu pareja te deje cuando aún la amas y no te esperas eso en absoluto». Claro que para el momento estaba empezando a salir de la situación de discapacidad. Sin embargo, y por el contrario, yo decidí una vez más jugar el papel de la mujer resiliente, esta vez desde un plano de más calma, paz y serenidad. De menos angustia ni expectativa con la vida ni con nadie. De mejor y más entendimiento, de aceptación. De no control, pues no tenía ningún control sobre su decisión. Él había decidido dejarme desde la distancia con una llamada telefónica. La muñeca rota, aunque ya estaba recuperándose y levantándose, literalmente, seguía enferma y quizás empezaba a sentirse como un peso innecesario para aquel que estaba desde el otro lado de la historia, no lo sé, la verdad. Ya no importa.

Pienso que no es solamente lo que sucede, sino cuán preparados estamos para lo inesperado. Leer u oír las cosas más dulces de alguien a quien amas un día y al día siguiente ser dejado con los argumentos más dolorosos e incluso incoherentes puede ser un golpe bajo y de difícil asimilación, pero yo tuve que asimilar eso también. La historia completa detrás de sus motivos o los míos no vienen al caso. Lo que sí viene al caso es recordarte que lo que está destinado a ser encontrará su camino tome el tiempo que tome. Muchas fueron mis preguntas y reproches. Por supuesto que no faltó una opinión que cuestionara mis decisiones y todo lo que había llevado a que la relación se acabara. Pues yo había sido egoísta al pensar solo en mí, en mi búsqueda de sanación alternativa dejándolo todo a un lado, incluido a él. Hice lo mejor que pude y nada resultó como yo esperaba, sino como debía ser. ¿Lo perdí a él? En verdad nunca nadie es tuyo, nunca lo fue. También perdí gran parte del miedo, de la culpa, perdí mi cabello y mis músculos (aunque gracias que estos últimos sí volvieron). En fin, gané más de lo que perdí, porque así yo lo decidí.

Mi terapeuta Gestalt me hizo ver que más que triste estaba molesta. Y cuánta razón tenía. Sí, estaba triste, pero sobre todo estaba muy molesta. Una vez más, molesta. Y tenía que dejar esa molestia innecesaria. No se había acabado por mutuo acuerdo como mi relación anterior. Me habían dejado cuando menos lo esperaba desde la distancia y cuando más enamorada estaba o eso creía yo. ¿Puede haber algo más humillante para una mujer? Dicen que hombre no deja a mujer, pero sí que lo hacen y entre eso o la infidelidad, no sé qué será peor... da igual ya.

Desde este evento de la gran ruptura amorosa, pasó aproximadamente un mes hasta que nos fuimos a España. Donde meses atrás ya había llegado el resto de la familia y donde en principio nos encontraríamos mi examado y yo nuevamente, en vista de que él nunca volvió a México. Pero al parecer, él ya tenía mejores planes sin yo haberme enterado. Insisto, que una muñeca enferma no era de mucha utilidad. Pero, vamos, que esto se trata de valorarnos y amarnos, no de menospreciarnos, así que, si no eres ya amado por alguien, pues mejor no estar con ese alguien, sin duda alguna. Y, aunque nuestro desamor no estuvo sincronizado, yo tuve que apañármelas para sincronizarme con su desamor y olvidarlo, aun cuando estaba mucho más cerca, de nuevo en el mismo continente, a tan solo dos horas, pero ya él no querría visitarme, así que daba igual estar lejos o cerca.

DE VUELTA A EUROPA

La idea de estar reunidas de nuevo con mi hermana menor y de estar mucho más cerca de Irlanda, es decir, de mis más preciados amigos, era emocionante y alentadora, a pesar de lo que pasaba en ese momento en mi vida personal. El 4 de octubre estábamos llegando a Madrid y abrazando nuevamente a algunos de nuestros seres queridos. Al llegar a la finca donde ellos tenían ya tres meses viviendo y sembrando verduras, nos dimos cuenta con el correr de los días de que no era el lugar indicado para nosotras por mi condición y mis necesidades especiales. El proyecto agrícola tomaría más tiempo en dar frutos y, mientras, había una situación de salud que resolver contra el reloj. La casa, en las afueras de la capital española, no tenía las condiciones aptas para mí. No se había podido adquirir el coche y depender de un vecino para llegar hasta el pueblo más cercano a hacer las diligencias era bastante estresante. El viaje en bus desde dicho pueblo hasta el hospital más cercano vía a Madrid me resultaba agotador. Una vez más, nos dimos cuenta de que lo planeado, lo proyectado no estaba siendo compatible con la realidad. Una vez más, las cosas no estaban saliendo o sucediendo como esperábamos. Sin embargo, no había marcha atrás, simplemente debíamos seguir adelante, resolviendo lo mejor que pudiéramos.

Fue cuestión de una semana para decidir que teníamos que irnos de ahí, pues tampoco estábamos recibiendo la orientación o atención para mi caso de salud en aquella provincia. Fue entonces cuando recordé que una amiga me había mencionado que la Cruz Roja Española brindaba ayuda a los inmigrantes. Para el momento en que ella me lo dijo mi madre y yo lo vimos como algo totalmente innecesario, pues se suponía que teníamos a donde llegar y un plan de vida. Sin embargo, tuvimos que flexibilizar nuevamente y adaptarnos a lo que estaba fluyendo. Fuimos, pues, a pedir ayuda, ya que no teníamos nada de dinero y necesitábamos vivir en un lugar con acceso a transporte público y cerca de un hospital. Plateamos el caso y a la semana estaban llamándome para informarme que teníamos plaza en un refugio en Zaragoza, una ciudad a tres horas de Madrid. Por supuesto que decidimos tomarlo y el 17 de octubre estábamos en nuestro nuevo hogar.

Luego de un largo viaje de cuatro horas en bus llegamos al terminal de Zaragoza, donde dos amables colaboradores de la Cruz Roja nos esperaban para llevarnos al que sería nuestro nuevo hogar por mínimo seis meses. Llegamos, pues, al lugar correcto, con las personas correctas y en el tiempo correcto para, sin duda alguna, seguir el camino de aprendizaje y crecimiento. Un centro de veinticinco personas de diferentes nacionalidades. A los pocos días, gracias al apadrinamiento de la entidad, pude acceder a la salud pública y empezar a ser atendida.

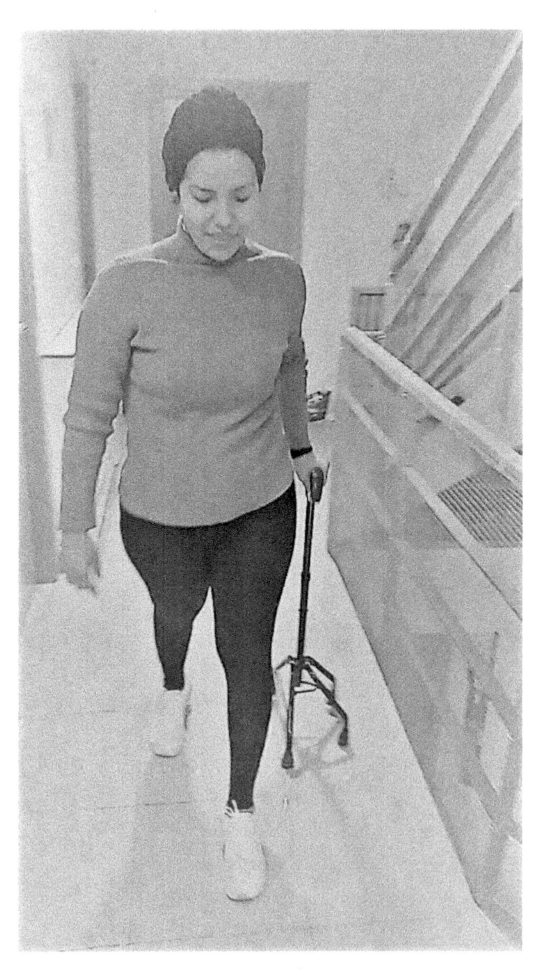

HOSPITAL, QUERIDO HOSPITAL

Podría empezar este capítulo con algo como: «Querido hospital, en esta Navidad te escribo esta carta para pedirte…», pero no, no había nada más que pedirle al hospital en esa víspera navideña. Todo fue y ha sido perfecto. Desde la imperfección, desde el dolor, desde los momentos de impaciencia donde se me olvidaba lo que significa ser un paciente no tan paciente, todo fue perfecto y sincronizado. Finalmente, llegó el día de ir al Hospital Miguel Servet de Zaragoza y abrir el nuevo capítulo. Cuando tuve la entrevista para explicarle al hematólogo de urgencias mi historia clínica, recuerdo con total claridad su expresión facial y su tan espontáneo: «¡Vaya historia!». Y sí que es una historiaza, de eso no hay duda.

Ya para la noche decidieron dejarme internada para hacerme todos los exámenes pertinentes. Diez largos días pasarían en el hospital mientras me hacían muchos exámenes necesarios para verificar que aún tuviese la misma enfermedad y que no hubiera cambiado, así como su estadio actual. Eco cardíaco, eco abdominal, placas, PET TAC, biopsias de médula ósea y de un ganglio en el cuello (más cicatrices y dolores para mi cuello), continuas muestras de sangre en unas venas ya bastante sentidas y reguleras, etc. Sin embargo, no debo quejarme, sino agradecer. La atención, la comida, la vista desde mi ventana, el acceso a la sala de estar, los olores, el panorama en general, la compañía de mi hermana y su novio y otros pequeños grandes detalles hicieron mi estadía en el hospital mucho menos desagradable que las anteriores visitas al hospital de México. Pero claro, no hay punto de comparación. Esta vez aún ni estaba recibiendo tratamientos que me generaran malestares, sino solo siendo sometida a más pruebas. Tampoco mi cuadro mental era el mismo. La manera de ver las cosas evolucionaba día tras día haciéndome más y más tolerante a lo desagradable. Disminuyendo el deseo. Aumentando la neutralidad y la paciencia. Aunque el proceso tenga muchos altibajos, poco a poco las cosas van tomando su lugar y mejorando si así lo creemos y lo queremos.

Dada de alta, de vuelta a casa. A los pocos días tendría que ir a otro sitio para realizarme el PET scan, el examen de medicina nuclear que realmente determina el estadio de cualquier tipo de cáncer, para luego verificar lo que ya me presentía. Una vez más, Hodgkin seguía refractario, tan igual como al principio, en etapa 4 de 4. No me sorprendió ni me decepcionó ni me asustó. Y es que aquí es cuando hablo sobre lo de soltar, entregar y dejar de querer controlar. Confiar, confiar de verdad en que todo está bien, aunque no me guste la realidad. Se dice fácil, pero no lo es.

Cinco semanas tuve que esperar antes de empezar el tan esperado tratamiento de inmunoquimio Brentuximab. Pero días antes de iniciar, el 28 de noviembre, tuve dos visitas de emergencia al hospital por dolores muy fuertes en mi hueso ilíaco izquierdo, justo donde un linfoma estaba atacando desde hacía meses. Había que esperar a que aprobaran el suministro del tan esperado y apreciado medicamento. Podría decir que envidio a todas aquellas personas que han logrado sanar sus enfermedades y aberraciones de sus sistemas de forma holística y alternativa sin la ayuda de los fármacos, yo no corrí con esa suerte. Pero llegué al punto donde ya daba igual, donde entendí todo con más claridad. La orden es sobrevivir con lo que tengamos, con lo que podamos. No me siento menos capaz ni menos espiritual por no haber logrado la sanación absoluta sin la ayuda de la medicina convencional, la logré y eso es lo que cuenta. Cada paso cuenta.

Así que el día de los Santos Inocentes (o al menos en Venezuela lo es), el 28 de noviembre 2017, estaba finalmente empezando mi nuevo tratamiento el que, según nosotras, la sacaría de jonrón, como diríamos en léxico de peloteros. La otra buena noticia era que no requería estar hospitalizada para recibirla. Sería de suministro ambulatorio en el llamado Hospital de Dia, sentada en un cómodo sillón por apenas una hora. Tal y como era el tratamiento en Dublín. Nuevamente se me estaba dando una oportunidad de llevar las cosas con más calma y relajación. Y esta vez era mejor aún porque mi mentalidad era otra. Ya no veía el medicamento como un veneno de la industria farmacéutica, sino como algo que realmente me ayudaría en mi proceso de sanación, en conjunto a otras cosas.

VOLVIENDO AL RUEDO, PAULATINAMENTE

En nuestro nuevo hogar, los días seguían corriendo, y para los primeros días de diciembre tomé una tremenda decisión. También yo me uniría al gimnasio donde mi hermana y su amiga tenían unos días de inscritas, pues ¿qué mejor manera de retomar rehabilitación por cuenta propia que en una caminadora y una bici estática? (así como me habían recomendado mis rehabilitadores en México). Los dolores habían desaparecido como por arte de magia luego de la primera sesión de mi tratamiento, así que no había nada que me impidiera salir a unirme a una nueva rutina de ejercicio físico. Esto me trajo un avance superpositivo y acelerado en mi caminar.

El 9 de diciembre llegó a visitarme un pedacito de Dublín. Mi amigo Yohander, a quien tenía un año sin ver. Fue a llevarme alegría por un inolvidable fin de semana. Fue como sentirme en ambiente de nuevo. Aunque la locación era nueva, el personaje era ya conocido. Tenía la oportunidad de compartir de nuevo con un hermano de la vida para recordarme que lo bueno estaba apenas por empezar. Por supuesto que nuestra creatividad y sentido del humor se harían presente y un original video para mis redes sociales me haría recordar que a veces mofarnos de nuestras propias desgracias es una inteligente y perspicaz manera de sobrellevarlas.

Refugiarse en el humor, sea negro, sarcástico o como sea. En vista del progreso, se me ocurrió la idea de grabar un video donde él me llevaba en la silla de ruedas y luego la escena cambiaba al yo llevarlo a él, pues para ese momento ya mi avance me permitía hacer eso, aunque fuese solo por unos breves instantes.

El 13 de diciembre me colocaron un reservorio debajo de mi pecho. Aunque este procedimiento no fue exactamente agradable, tampoco fue el peor. De hecho, lamenté no haber tenido uno desde el principio o desde antes, pues este dispositivo, para recibir tratamiento de quimios y extracción de sangre, es mucho mejor que todos los catéteres que me habían puesto. Ya que este es fijo, no tiene que ser removido sino luego de un tiempo de que el paciente haya finalizado todo su proceso. Va por debajo de la piel y te lo puedes mojar como si nada. ¿Por qué no me colocaron un reservorio en Irlanda o en México? Me habrían ahorrado tanto sufrimiento e incomodidades… Pero, bueno… insiste la teoría de que las cosas llegan cuando tienen que llegar, cuando estamos preparados. No sé si consolarme o deprimirme más con ese planteamiento en este caso.

ANÁLISIS INTERNOS Y EXTERNOS...
ESOS QUE NUNCA FALTAN

Algunas personas tienden a juzgar, analizar o a relacionar el cáncer o determinadas situaciones de vida con cosas que no siempre tienen que ver, por el simple hecho de creernos, inconscientemente, terapeutas natos o aptos para este tipo de análisis. Doy un ejemplo personal. Podrían decirte que con tu proceso de enfermedad y sanación ahora tus relaciones, familiares especialmente, podrían mejorar. Y sí que podrían hacerlo, pero eso es muy relativo. A veces ni con las peores situaciones la gente cambia, solo tú mismo puedes cambiarte, y a veces lo que tú has cambiado o evolucionado no es suficiente para ciertas personas o situaciones, por lo que debes simplemente alejarte o ignorar. El cáncer es una enfermedad del alma, muy personal y en verdad tiene que ver más con la relación de uno con uno mismo que con lo externo en general. Por ejemplo, si toda la vida te has llevado mal con tu hermano, o simplemente tienen las típicas triviales discusiones, incluso eso podría ser, para algunos, tema objeto de análisis sobre el por qué o para qué de tu enfermedad. Mucha gente busca dar respuestas a cosas que, simplemente, no las tienen, que son misteriosas o que son muy distintas a lo que creeríamos. Y como dice Louise Hay, es más sencillo de lo que creemos. Se trata de amarnos a nosotros mismos primeramente y lo demás va fluyendo solo.

Sobre un análisis interno… Por ahí leí que «la sincronicidad es un guiño del universo» y este me ha guiñado bastante más últimamente… o es que ahora lo noto mucho más. Pues bien, la alineación, la sincronicidad con la que cada libro o video, con la que cada cosa ha llegado a mí, me ha dejado más y más confiada en el sistema cósmico, en la perfección del todo. Por ejemplo, ¿Quién se ha llevado mi queso? es un corto y sencillo, pero profundo libro que llegó a mí para enero de 2018, justo cuando lo necesitaba como recordatorio de eso que puede que ya sabemos, pero se nos olvida: movernos con los cambios, aceptarlos más y mejor. Ir en busca de nuestro queso sin miedos cuando este se ha acabado o se lo han llevado. Esta corta historia la asocié, para el momento de su lectura, con mi más reciente ruptura amorosa y cómo yo no había notado los pequeños cambios en la relación desde hacía mucho tiempo, haciendo que el gran cambio me tomara por sorpresa.

Volviendo a lo importante, rápidamente empezarían a verse las mejoras de unas vidas en turbulencia. Para febrero de ese año, 2017, mi madre y yo asistimos a una reunión del grupo ZEN de Suzanne Powell en Zaragoza que habíamos encontrado por Internet. Esa noche me realizaron un reset, el cual es una especie de imposición de manos de cinco minutos muy parecido al reiki, en el cual se supone te ayudan a liberar aquellos chacras bloqueados para así hacer circular mejor la energía de tu cuerpo. Como todo y todos vamos cantando la misma sintonía, cuando así lo sentimos, esa noche haríamos un nuevo amigo, quien muy amablemente nos invitaría a Madrid para realizar el primer nivel del curso ZEN con la propia Suzanne Powell. Ese fin de semana no solamente asistimos a tan genial taller, sino que me reencontré con amigas del colegio que tenía muchísimos años sin ver. Otro recordatorio de que en los pequeños momentos y detalles de la vida yace una alegría y una satisfacción muy particular, muy especial.

EL MEJOR REGALO

El 20 de febrero fue el cumpleaños de mi madre y coincidió con la cita de control para saber los resultados del último scan que se me había realizado, luego de cuatro sesiones de la inmunoquimio. Cuatro siempre ha sido mi número favorito, mi numero de la suerte (permiso para reír aquí). Ya yo había caído en la cuenta de que eso era mucha casualidad, mucha coincidencia. Ya había presentido que la vida, Dios, el universo, la Fuerza, todo eso me permitiría darle a mi mamá el mejor regalo, la mejor y tan esperada noticia de mi sanación, de mi remisión. Y así fue, cuando oí las palabras de la doctora tras ese escritorio, solo pude confirmar todo lo que les he dicho en este libro y más. Mientras ella lloraba de felicidad, de sentimiento, yo solo sonreía de alivio, de satisfacción, de agradecimiento y hasta de nervios, cual novia o miss en pleno certamen. El camino había sido largo y duro, y sabía que aún quedaba más por recorrer, pero no quedaba duda de que estábamos en el lugar correcto haciendo lo correcto. Seguir adelante, incluso cuando solo quieres claudicar.

Como ya he dicho, yo quería pertenecer al selecto grupo, a la minoría de personas que han sanado su cáncer solo con medicina alternativa, evitando el sufrimiento de los tratamientos tradicionales de la medicina clásica. Sin embargo, y aunque no lo logré, ya no siento que haya fracasado por eso. Como dice en Un curso de milagros, parafraseando: «Algunas personas están tan atrapadas en la ilusión de su enfermedad, de su desorden de niveles de conciencia, que necesitan de los tratamientos externos, de la ayuda de la ciencia, para acabar con el hechizo». Esto, aunque suene descabellado, místico o profundo, yo lo creo así, porque así lo viví. Sanar es un viaje de transformación personal y si no se acompañan los tratamientos externos con el trabajo mental y espiritual es cuando las enfermedades pueden volver.

Luego de la suprema noticia, igualmente debí continuar por protocolo médico con el tratamiento de inmunoquimio por unas tres sesiones más. Paralelo a esto, se empezó el proceso para el famoso y tan esperado trasplante de médula ósea, procedimiento que siempre se supo había que realizarse para cerrar el ciclo del linfoma de Hodgkin una vez sanada por completo la enfermedad. Durante el mes de marzo estuve inyectándome, por cinco días, unos factores estimulantes para estimular, valga la redundancia, mi medula ósea; medicamento que me produjo fuertes dolores de cabeza. El 13 de marzo estaba ya haciéndome la auto donación, donándome la sangre que se utilizaría para mi autotrasplante. Conectada por varias horas a una máquina parecida a las de diálisis, mi sangre era extraída y procesada por la máquina para conservar las células madres y luego devuelta a mis venas sin estas. Esta sangre sería congelada hasta que se me ingresara para realizar el autotrasplante. Vale la pena destacar que para conectarme a esta máquina hubo que colocarme un nuevo catéter en mi pecho, uno bastante notable, con dos mangueras, el cual sería retirado unos días luego de dicha donación.

Para mediados de mayo estaría ingresando al hospital para el ansiado y hasta un poco temido trasplante de medula ósea. Días previos, me habían explicado bien cómo sería el proceso, mis posibilidades y limitaciones durante el mismo. Cuando supe que podría tener siempre un acompañante en mi habitación que podría quedarse a dormir, que podría usar mi móvil, mi portátil, mis libros, etc., sentí un gran alivio. También supe que tendrían que ponerme seis días quimios pre trasplante por neto protocolo médico (aunque desde febrero estuviese limpia y había seguido recibiendo todo aquello). Quimios, pero de esas que te dan los malestares bien perros, bien fuertes, bien acentuados, de esas que te recuerdan en lo que estás tú, en lo que has estado. Y aunque sepas que es solo una fase, que es transitorio, te vuelve a cansar, te vuelves a agotar y luego vuelves a continuar. Saber que se me volvería a caer el cabello por segunda vez, no fue de mi agrado, en lo absoluto. Consolarme con que el cabello crece rápido y que, quizás, esta vez crecería liso ondulado nuevamente como era mi pelo natural y no casi rizado como la última vez me había crecido (risas de nuevo) no fue suficiente consuelo.

CERRANDO CICLO

Recordarás que un año atrás, el 24 de mayo del 2017, día de la virgen María Auxiliadora de los cristianos, a la cual le tengo especial cariño, me fue realizada la cirugía de columna de la cual dependía que volviera a caminar. Pues esta vez, la alineación cósmica del universo donde no existe tiempo ni espacio volvió a guiñarme el ojo mediante el tiempo que nosotros sí percibimos. Porque todo y todos somos energía, y porque las casualidades no existen. Luego de los seis días de quimios y el día de descanso, llegó el día del trasplante cayendo justo el 24 de mayo de ese año 2018. Una vez más, se me demostraba claramente que no estaba sola, que la fuerza cósmica me acompañaba. Dos procedimientos tan importantes para mi vida y mi salud se llevaron a cabo en ese día de conmemoración salesiana en dos años seguidos. Que vuelvo y repito, esto no se trata de religiones ni de vírgenes ni santos, se trata de ver, de entender, cómo el flujo de la vida nos habla a través de esas cosas en las que creemos y sentimos, de esas cosas en las que nos enfocamos y ponemos nuestra energía, nuestra más pura atención.

El trasplante no fue más que una infusión de mi propia sangre, puesta a través de una nueva vía que se me había colocado al iniciar esta última hospitalización (mi sexto dispositivo en total).

Nada de abrir el cuerpo con bisturí como en una cirugía tradicional, pero, sin duda, un proceso de altos requerimientos y muy delicado por todo lo que implica. Tener el sistema inmune en cero para luego hacer la médula ósea arrancar con la nueva sangre, los malestares, las molestias, los efectos secundarios, todo el proceso en sí. De días y más días. De paciencia y aguante. Se me había dicho que el tiempo de internalización sería de tres a cinco semanas. Como ya he aprendido a tenerme un poco más de fe a mí misma y a lo que me rodea, creí, pedí y enfoqué mi energía en que yo me tomaría el mínimo tiempo requerido, las tres semanas justas. Muchos le adjudican el éxito de que así fuera a mi juventud, y sí, algún porcentaje de responsabilidad tendrá, pero estoy convencida de que por encima de mi edad y juventud fue mi voluntad y fe lo que me permitió una recuperación tan rápida y óptima. Adicional al hecho de comer tan bien como pudiera, a pesar de los malestares, y el retomar la ingesta de mi suplemento alimenticio que tomo desde noviembre de 2017.

SANAR LA MEMORIA DE LA FAMILIA Y LOS HIJOS

Es bien sabido que el mundo está acelerando su frecuencia vibratoria desde hace unos veinte años. Este es un hecho científico del que hay mucha información y el cual tiene muchísima relación con cómo nos sentimos los humanos y cómo reaccionamos, inconscientemente, a estos cambios según nuestra flexibilidad y capacidad para adaptarnos a estos y para manejar el estrés con nuestras células, con nuestro cuerpo. Ahora bien, otra forma, otra óptica para entender el cáncer, por genérica y mística que parezca, sería como una guerra entre la evolución del Ser y el Ego (carácter) que hace mutar el ADN y si te resistes tus células entran en conflicto. Por supuesto que esta resistencia que aplicamos a lo que es, a lo que somos, es inconsciente. Una resistencia por parte de nuestro ego muy bien programada. Una vez más, te preguntarás sobre las criaturas más jóvenes y niños enfermos que menos aún la ciencia ha podido explicar cabalmente el porqué de sus enfermedades y que en teoría no tendrían por qué aplicar ningún tipo de resistencia a la vida. Pues bien, en este compendio de posibles motivos, y como ya he dicho, aquí es donde entra y con más prueba de ello, la teoría sobre la información que se transmite a través del ADN, de generación en generación, las memorias celulares, todo lo que somos. Todo aquello que se une y se manifiesta en los seres que, elegidos o no por el azar o por el karma acumulado, tienen o intentan superar el conflicto más profundo de la conciencia primera, la enfermedad.

A propósito de un recuerdo…

Otra de mis memorias brotaría a la superficie una tarde de este año 2018 cuando recordé claramente que, durante mi infancia, alguien me dijo una vez que las esperanzas de mi familia estaban puestas en mí, que había altas expectativas sobre mí. Sentí entonces una gran presión que no manifesté, sino que, por el contrario, guardé muy profundo. Sentí que realmente debía demostrarle a todos lo grande y capaz que yo era. Que debía alcanzar grandes cosas en mi vida para ser más querida y aceptada. Vaya locura decirle semejante cosa a un niño.

Meditando, conectando…

Sanar la memoria de la familia y los hijos es el nombre de una meditación que llegó a nosotras de la manera más fluida e increíble posible; en el momento preciso, durante el debido proceso y en el tiempo exacto. Durante esta última hospitalización para la realización del trasplante, un buen día mi madre estaba limpiando los archivos de su móvil y luego de un rato empezó a reproducirse esta meditación de Hoponopono de más de veinte minutos. Ella nunca la había oído tampoco. Alguien se la envió, pero no se había percatado. Es la más completa y eficaz de todas las meditaciones que he hecho. Y llegó a nosotras justo para cerrar el ciclo de Hodgkin también a nivel espiritual de una forma más eficaz.

Esta meditación menciona una larga lista de situaciones que suelen ser transmitidas de padres a hijos, como códigos que se repiten, fidelidades, que se instalan como programas en el subconsciente. Cito algunas: pérdidas económicas, separaciones, enfermedades físicas y psicológicas, hijos abortados, muertos, extraviados, desaparecidos, accidentes, muertes repentinas, desarraigos, guerras, etc. La intención de la meditación es honrar a todos aquellos antecesores que hayan vivido alguna de estas situaciones para así poder liberarnos de las mismas. Lo curioso de esta meditación guiada es que todas las veces que la hice, que fueron más de diez, sentí una especial conexión. Lloraba con total sentimiento de identificación (incluso en algunas que yo no he vivido como ciertas de los hijos, la de guerra y desarraigo, muertes repentinas, accidentes, etc., pero sé que mis familiares sí vivieron, otras no lo sé) o sino sentía fuertes escalofríos, en ocasiones ambas cosas.

También en esa última hospitalización fue aún más obvio para nosotras dos cuan fuertemente había estado honrando a mi padre desde el sufrimiento. Mis posturas y gestos al sentirme muy mal fueron claves a la vista de mi madre, para darnos cuenta de cómo estaba imitándolo, inconscientemente. Al decírmelo, a mi mente venían las imágenes de cuando él la pasaba muy mal en casa o en el hospital con los vómitos, las náuseas, la manguera de una bomba conectada a su brazo, algún dispositivo puesto, o lo que fuera. Me veía a mí y lo veía a él, lo veía a él y me veía a mí. Fue en ese momento cuando me recordé y reiteré una vez más, que el honrar debe hacerse desde el amor, desde lo bueno, y no desde el sufrimiento, aunque a veces sea inevitable porque ni siquiera tenemos conocimiento o conciencia de tales cosas, de tales sistemas tan misteriosos.

ALGUNOS TIPS PARA EL PROCESO DE SANACIÓN

1. Colorear mandalas es una forma de meditación activa.
2. Realiza meditaciones de Hoponopono, activación de glándula pineal o cualquier meditación que sea de tu agrado.
3. Escribir afirmaciones en una agenda o cuaderno especial para esto. Este es un ejercicio muy efectivo del Hoponopono. Escribe veinte veces una afirmación durante diez días consecutivos. Por ejemplo: «Mi salud está 100 % restaurada».
4. Pega por toda tu casa noticas con frases de agradecimiento y positivismo. Recomiendo altamente las de Louise Hay o cualquiera que venga de tu inspiración. Puedes pegarlas en lugares como espejos, al lado de la ducha, nevera, armarios, escritorios, mesas, etc.
5. Realizar alguna actividad que te agrade, de cualquier tipo: manualidades, cocina, repostería, fotografía, artes, baile, canto.
6. Practica alguna actividad física. La que gustes.
7. Sé más consciente de tu respiración. Tómate al menos diez minutos en algún momento del día para respirar profundamente. Puede ser cada vez que te acuerdes o al momento

de tu meditación diaria. Lo importante es hacerlo hasta volverlo un hábito.

8. Investiga sobre la ozonoterapia como forma de oxigenar tu sangre. Yo lo probé por un tiempo.

ALIMENTACIÓN Y HÁBITOS

Investiga sobre qué tipo de alimentación te conviene más. Puedes buscar ayuda con algún nutricionista o especialista de medicina alternativa y nutrición anticáncer si así lo deseas, como ayurvédicos, homeópatas, herbolarios, etc. Hay un sinfín. Esto es un tema de estudio muy amplio. Hay libros exclusivos de recetas y estilo de vida anticáncer. Algunas personas eligen el veganismo total, crudiveganismo, el vegetarianismo, una dieta flexetariana o libre de esto o aquello. O quizás, una dieta tan orgánica y de productos naturales como se pueda con los recursos que tengas a tu alrededor. Lo importante es que lo que sea que consumas lo hagas tranquilo y en paz contigo mismo; de lo contrario, hasta el más orgánico té verde podría caerte mal.

En mi caso, luego de tanta investigación y oyendo un poco a mi cuerpo según iba evolucionando en el proceso, llevé el siguiente estilo alimenticio tanto como pude:

1. Tomar dos vasos de agua natural, templada, preferiblemente con un limón exprimido, en ayunas para activar y limpiar el sistema.

2. Luego a los veinte minutos aproximadamente tomar algún suplemento alimenticio (en forma de batido o jugo) o algún batido natural. Los batidos verdes son los mejores

y más recomendados, añadiéndoles superalimentos como moringa o clorofila líquida.

Los más famosos son:

*El verde: pepino, apio (celery), espinaca y media manzana verde o limón para endulzar.

*El rojo: remolacha (betabel), zanahoria.

*El anaranjado: zanahoria, apio (celery) y jengibre. Este tiene un sabor bastante fuerte.

3. Se recomienda un alto consumo de vegetales y verduras frescas, frutos secos y semillas, así como el consumo de granos, especialmente de lentejas y garbanzos, por su alto contenido de hierro.

4. Consumo moderado de frutas, preferiblemente las que tienen propiedades antioxidantes y anticancerígenas como kiwi, toronja y arándanos de todo tipo (berries).

5. Consumo muy moderado de harinas y carbohidratos.

5.1. El arroz preferiblemente integral, ya que todo lo integral ayuda con el proceso digestivo y de evacuación por la fibra, aunque tenga el mismo contenido calórico.

5.2. La quinoa y el cuscús son excelentes acompañantes y sustitutos del arroz.

5.3. La pasta si es libre de gluten, o en su defecto integral, pues mejor.

5.4. El pan, mejor si es de arroz o integral.

No tienes que ser celiaco para evitar el gluten tanto como puedas, ya que el gluten dificulta al intestino delgado la absorción de los nutrientes. Y esto es algo que, a largo plazo, influye en un proceso de sanación tan determinante como el del cáncer, sea del tipo que sea, ya que tu cuerpo está en constante trabajo de regeneración y recuperación. Hoy en día, a casi todo le ponen gluten para inflar los alimentos, incluso al chorizo, salami y salchichón de paquetes pueden añadirles gluten para lograr este efecto, inflarlos para hacerlos rendir más y así hacerlos aún más rentables. Se recomienda siempre leer las etiquetas de los alimentos manufacturados.

6. Cero carnes rojas por su alto índice de ácido úrico, células muertas y grasa, entre otros. Si quieres seguir consumiendo huevos y carnes blancas trata de que sean orgánicas, de granja.

7. Evita los enlatados, embutidos, congelados, procesados, manufacturados, etc.

8. Cero lácteos. Estos fermentan en tu cuerpo. La leche de vaca es para los terneros, no para los humanos. Este es uno de tantos errores que cometemos en nuestro día a día por lo que el sistema nos ha dicho y enseñado. Consume leches y quesos alternativos, como de soja, coco, almendras, anacardos, tofu, etc.

9. Cero azúcar blanca ni edulcorantes, ya que estos son más dañinos (por ser tan químicos) que la misma azúcar refinada. Para endulzar se recomienda la miel orgánica, estevia o azúcar moreno de caña, tan poca cantidad como se pueda.

Claro que cada quien lo radicaliza al punto que considere. Si sientes la necesidad de comerte un dulce normal de vez en cuando, pues hazlo, pero con conciencia de que el azúcar (y esto incluye a la fructosa) alimenta las células cancerígenas y de que, en su lugar, siempre tendrás la opción de comprar o preparar tus propios dulces y recetas saludables, libres de azúcar, harinas refinadas o 100 % veganas. Hay muchas recetas dulces a base de frutas, frutos secos, cacao en polvo y alimentos alternativos. Aunque este estilo de vida requiere de más esfuerzo, disciplina e inversión monetaria, vale la pena hacerlo.

Esto de que el azúcar alimenta las células cancerígenas es algo que no está reconocido por la OMS (Organización Mundial de la Salud), ya que no está comprobado científicamente, a diferencia de la relación directa entre el consumo de azúcar y la diabetes. Por este motivo, muchos médicos alopáticos, bien sea internistas, oncólogos, hematólogos e incluso nutricionistas, no ordenan eliminar el azúcar ni los alimentos que he mencionado de la dieta de un paciente con cáncer. La gran mayoría da luz verde para comer normal, como el paciente guste, siempre con la premisa de sin abusar. Pero la verdad es que hay infinidad de autores, médicos, científicos, ayurvédicos, etc., muchos de ellos pacientes de esta enfermedad crónica degenerativa, que aseguran cómo influye la alimentación en el desarrollo o sanación de un cáncer.

Repito, este es todo un campo de estudio muy amplio, contradictorio y hasta podría denominársele delicado. Es por este motivo que cada quien debe investigar e ir viendo lo que más le convenga y se ajuste a sus posibilidades y recursos, también en base a sus necesidades especiales.

10. Se recomiendan los ayunos y desintoxicaciones. También para esto hay libros y portales en Internet. Incluso hay culturas que hacen estos procesos por convicción religiosa o de salud, sin necesidad de tener cáncer. Aunque, nuevamente, los médicos convencionales no suelen recomendar ni los ayunos ni las desintoxicaciones. Esto debe ser algo de decisión propia, de criterio. Puedes intentar, para empezar, un ayuno de 24 horas una vez por semana.

11. Condimenta tus comidas saladas, sopas y ensaladas tanto como puedas y quieras con picante natural, pimienta de cayena y cúrcuma. Estas son especias que ayudan a oxigenar la sangre.

12. Suplementos alimenticios. Personalmente, consumí durante algún tiempo el aceite de canabidol y una línea de suplementos americana llamada Inmunocall mientras estuve en México (a base de células madres). Luego, al llegar a España estuve consumiendo una línea de suplementos alemana

llamada FitLine. Ambas en forma de polvo para preparar bebidas, lo que supone su más rápida y fácil absorción.

13. Se recomienda la ingesta de té verde o de jengibre (de dos a tres tazas al día).

14. Se recomienda la ingesta de semillas de manzana, guanábana natural, etc.

15. Personalmente recomiendo las arepas, típicas de Venezuela. Se preparan con harina de maíz blanco precocida (libre de gluten), agua y sal, y se ponen a la plancha o al horno. Si a tu masa agregas copos de avena, afrecho, harina o semillas de linaza, algunas de las anteriores o todas, tendrás unas arepas aún más saludables y dietéticas. Las arepas son un excelente sustituto del pan. Y esta harina de maíz blanco precocida puedes conseguirla en tiendas locales y algunos supermercados. Puedes rellenar tus arepas con cualquier alimento salado, preferiblemente. Yo suelo comerlas con quesos alternativos, vegetales salteados como tomate, cebolla, pimentón, etc., alubias negras o rojas, huevos, pollo a la plancha, pescado, etc.

16. Se recomienda NO usar el microondas, sino hornitos de resistencia en su lugar, ya que este mata gran parte de los nutrientes de los alimentos con sus ondas.

17. Se recomienda dormir con los celulares en modo avión o apagados o incluso fuera de la habitación, esto debido a las ondas magnéticas que irradian y son dañinas para el cerebro. Así como usar los audífonos a la hora de hablar en lugar de ponerlo directamente al oído.

Por otro lado, está el crudiveganismo. Se trata de comerlo todo absolutamente crudo (vegetales, verduras y frutas). Nada que pase por el fuego. Esto debido a la teoría de que al cocinar los alimentos se cambia su composición química y pasan de ser alcalinos a ser ácidos para la sangre. Esto tampoco está reconocido ni avalado ni recomendado por ningún profesional de la salud convencional.

Sin embargo, hay autores y expertos que recomiendan el crudi-veganismo como estilo de vida para combatir el cáncer. Yo no he llevado a cabo este régimen como tal, pero sí consumo batidos, ensaladas y recetas del mismo. También intento consumir ciertos vegetales crudos solo pasados por agua caliente o semicrudos para así conservar sus nutrientes tanto como sea posible.

Suzanne Powell, Rawvana, Bernadette Bohan, Chrisbeatcancer.com y thetruthaboutcancer.com son algunos de los expertos en este tema de la alimentación que recomiendo seguir. Aunque el idioma original de los tres últimos es el inglés, siempre tienes la opción de traducir sus contenidos. Estos autores tienen canales de YouTube que puedes seguir, libros, blogs, etc.

En verdad, hay un sinfín de recetas y brebajes anticáncer, todo disponible en Internet. Pero mi real conclusión es que no hay garantías con absolutamente nada. El cáncer es una de las llamadas enfermedades del alma y para superarla y que no vuelva se requiere de un gran proceso de transformación holística completa. Se requiere de muchos cambios.

Recuerdo un dia en el hospital en México cuando alguien me dijo: «Si has intentado tantas cosas quizás ahora no debas intentar nada, solo dejarte fluir. No hacer más nada». Pienso que eso puede contener algo de verdad, pero hasta cierto punto. Aunque muchas veces sintamos agotamiento y ganas de dejarlo todo a la suerte, es ahí cuando tenemos que detenernos a respirar y soltar. Pero eso no significa rendirse ni dejar de trabajar y de organizar. Significa controlar lo que se puede y soltar lo que no se puede controlar. Puede sonar complicado, pero realmente es muy sencillo una vez lo comprendemos. Cada día está lleno de decisiones y cada decisión traerá sus consecuencias, positivas o negativas. Cada bocado que comamos, cada pensamiento y sentimiento que tengamos va cambiando nuestro cuerpo minuto a minuto. Nuestras células van cambiando. Y esa es la buena noticia. Todo está en constante cambio, en constante evolución.

BIBLIOGRAFÍA RECOMENDADA

1. La Santa Biblia.
2. El poder del ahora. Eckhart Tolle.
3. El gran diccionario de las dolencias y enfermedades. Jacques Martel.
4. El Secreto. Byrne Rhonda.
5. La Magia. Byrne Rhonda.
6. Mindfulness. Gill Hasson
7. Cualquier y todos los libros de Louise Hay.
8. Deja de ser tú. Joe Dispenza.
9. Dianética. Ronald Hubbard.
10. Un curso de milagros. Helen Schucman.
11. La curación cuántica. Deepak Chopra.
12. La receta de la felicidad. Deepak Chopra.
13. Las 7 leyes espirituales del éxito. Deepak Chopra.
14. Cuerpos sin edad, mentes sin tiempo. Deepak Chopra.
15. El ABC de la iluminación. Osho.
16. Los cuatro acuerdos (de la sabiduría Tolteca). Dr. Miguel Ruiz.
17. El monje que vendió su Ferrari. Robin Sharma.
18. Ama y no sufras. Walter Riso.
19. El poder del pensamiento flexible. Walter Riso.

20. La Cabaña. Paul Young.
21. El Alquimista. Paulo Coelho.
22. El Principito. Antoine De Saint-Exupéry.
23. El hombre en busca de sentido. Viktor Frankl.
24. ¿Quién se ha llevado mi queso? Spencer Johnson.
25. El cáncer: una guía sencilla y práctica. Suzanne Powell.
26. Inteligencia del alma. José María Doria.

VIDEOGRAFÍA Y AUDIOS RECOMENDADOS

1. El cáncer: guía sencilla y práctica de Suzanne Powell (cualquier video de ella y de los autores mencionados anteriormente).
2. Videos de Enric Corbera.
3. Videos de Alejandro Jwodorosky.
4. Audios de Kryon.
5. Canción original del Dr. Hammer.
6. Lo que nadie te ha contado: nuestro ADN está mutando hacia un nuevo ser
7. El video que está despertando al mundo. Ilusión y realidad.
Disponibles en YouTube.

CINEMATOGRAFÍA RECOMENDADA

1. El secreto (documental). De Drew Heriot.
2. La cabaña. De Stuart Hazeldine.
3. Orígenes. Mike Cahill.
4. Matrix. De Lana y Lilly Wachowski.

Índice

www.ingramcontent.com/pod-product-compliance
Lightning Source LLC
Chambersburg PA
CBHW051821250726
48659CB00005B/1616